XIANDAI KOUQIANGKE
JIBING ZHENDUAN YU ZHILIAO

现代口腔科
疾病诊断与治疗

主编 何鑫 王婷 王河 庞艳君

U0341728

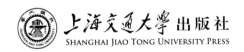
上海交通大学出版社
SHANGHAI JIAO TONG UNIVERSITY PRESS

内容提要

本书首先介绍了口腔疾病常见临床症状；然后针对牙体硬组织疾病、牙髓与根尖周疾病、牙周疾病及口腔黏膜疾病等口腔科常见疾病和多发疾病的病因病理、发病机制、临床表现、诊断和鉴别诊断、治疗方法、预后等内容进行了详细论述。本书适用于临床各级医院口腔医师、进修医师、实习医师和医学院校在校学生参考使用。

图书在版编目（CIP）数据

现代口腔科疾病诊断与治疗 / 何鑫等主编. --上海：
上海交通大学出版社，2022.9
ISBN 978-7-313-26483-1

Ⅰ．①现… Ⅱ．①何… Ⅲ．①口腔颌面部疾病－诊疗
Ⅳ．①R78

中国版本图书馆CIP数据核字（2022）第156572号

现代口腔科疾病诊断与治疗
XIANDAI KOUQIANGKE JIBING ZHENDUAN YU ZHILIAO

主　　编：何　鑫　王　婷　王　河　庞艳君
出版发行：上海交通大学出版社　　　　　　　地　　址：上海市番禺路951号
邮政编码：200030　　　　　　　　　　　　电　　话：021-64071208
印　　制：广东虎彩云印刷有限公司
开　　本：710mm×1000mm 1/16　　　　　经　　销：全国新华书店
字　　数：231千字　　　　　　　　　　　印　　张：13.25
版　　次：2023年1月第1版　　　　　　　　插　　页：2
书　　号：ISBN 978-7-313-26483-1　　　　印　　次：2023年1月第1次印刷
定　　价：198.00元

编委会
BIANWEIHUI

主　编

何　鑫（山东省济宁市兖州区铁路医院）

王　婷（山东省青岛市城阳区人民医院）

王　河（山东省枣庄市口腔医院）

庞艳君（山东省寿光市口腔医院）

副主编

龙　莉（贵州省遵义市第五人民医院）

张　帅（浙江中医药大学）

丁秀庆（山东省沂源县人民医院）

徐云波（山东省淄博市张店区房镇镇卫生院）

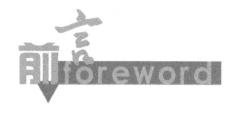

前言 foreword

　　口腔是人体的一种多功能的器官,主要包括与生俱来的吮吸功能、咀嚼功能、帮助消化的功能、感知味觉的功能、语言交流的功能及支撑的功能。口腔疾病不但妨碍口腔行使正常功能,干扰口腔健康,严重的还可影响人的外貌形象和社会交往,甚至加剧或导致某些全身疾病,影响生命质量。口腔医学是一门发展迅速的医学专业学科,新理论、新技术、新材料、新方法及新器械的不断涌现,使得口腔医学得以迅速发展。随着人民生活水平的不断提高和口腔保健意识的不断增强,人们对口腔医师的需求也越来越多。因此,作为口腔科临床医师,应熟练地掌握口腔科常见病的诊断知识、治疗方法及严重口腔疾病的应急处理措施,才能及时解除患者的痛苦,促进健康。为了提高口腔科临床医师对口腔常见疾病的诊治水平,我们广泛参阅了国内外相关专业文献资料,并结合自己的临床工作体会和经验编写了《现代口腔科疾病诊断与治疗》一书。

　　本书首先介绍了口腔疾病常见临床症状;然后针对牙体硬组织疾病、牙髓与根尖周疾病、牙周疾病、口腔黏膜疾病等口腔科常见疾病和多发疾病的病因病理、临床表现、诊断及治疗方法进行了详细的论述。本书在结构设计方面独具特色,循序渐进地介绍了口腔医学的重点与要点,从临床基础内容出发,以临床常见口腔疾病为重点,理论联系实践,理论指导实践,充分体现临床口腔医学特点与特色,适合各级医院临床医师、医学院校口腔专业讲师参考使用,同时可以作为医学院校在校学生扩宽知识面的参考读物。

我们在本书的编写过程中,尽心尽责、严肃认真,保证了本书内容的科学性和可操作性。但由于我们的知识水平有限,书中难免出现一些缺点和不足,恳请广大读者提出宝贵意见。

《现代口腔科疾病诊断与治疗》编委会
2021 年 8 月

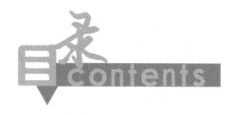

第一章
口腔疾病常见临床症状

第一节 牙 痛

牙痛是口腔临床常见的主诉之一,是患者就诊的主要原因。牙痛常由牙体、牙周组织疾病引起。但一些非牙源性疾病,如神经痛、恶性肿瘤、心绞痛等全身性疾病也可引起牙痛。因此,以牙痛为主诉的患者,必须详细询问病史,做全面的检查,从而准确作出诊断。

一、临床诊断

(一)病史

1.现病史

(1)疼痛的起始时间、可能的原因及加重或缓解的因素。

(2)疼痛的部位、性质、程度及发作的时间。

(3)疼痛与治疗的关系。

2.既往史

(1)是否有修复、正畸及拔牙等治疗史。

(2)是否有颌面部外伤史;是否有咬硬物、夜磨牙及紧咬牙等不良习惯。

(3)是否有上颌窦炎、中耳炎、颞下颌关节病、三叉神经痛、颌骨骨髓炎及口腔颌面部肿瘤等邻近器官的疾病。

(4)是否有头颈部放射治疗史;是否有白血病、心血管系统疾病、肢体动脉痉挛症、神经症及癔症;是否处于月经期、产褥期及更年期等。

(二)临床检查

(1)患者主诉患侧上、下颌牙齿有无龋齿,特别应注意检查牙齿的邻面颈部、基牙及不良修复体边缘处牙体组织的隐蔽部位;全冠修复且冠殆面已被磨穿的牙齿;有无充填体或修复体;有无楔状缺损、牙隐裂、畸形中央尖、牙内陷、咬合创伤及外伤牙折;有无深牙周袋、龈乳头红肿和坏死、牙周组织急性炎症或脓肿;有无拔牙创伤的感染;有无口腔前庭沟及面部肿胀;有无张口受限及颞下颌关节弹响、压痛。

(2)叩诊:有无垂直及侧方叩诊不适或疼痛。

(3)咬诊:有无早接触;有无咬合不适或咬合痛。

(4)扪诊:可疑患牙根尖部有无压痛、肿胀,其质地和范围;上颌窦区及颞下颌关节区有无压痛;下颌下淋巴结有无压痛。

(5)牙髓活力检测有无异常。

(6)X线检查:可发现隐蔽部位的龋齿、髓石、牙内吸收、牙外吸收、牙根纵裂、根折、根分叉和根尖部疾病(如肉芽肿)等;可检查充填体和髓腔的距离,充填体与洞壁间有无密度降低区;可发现有无阻生牙或埋伏牙、牙槽骨有无破坏、上颌窦与颌骨内部有无肿物、颞下颌关节有无病变。

(7)其他:必要时,应与相关科室会诊,以排除心脏、血液及精神等全身性疾病。

(三)鉴别要点

牙痛不仅可发生于不同类型的牙源性疾病,也可存在于非牙源性疾病。因此,应对患者的主诉、体征、病史及全身状况进行综合分析以鉴别不同的疾病。

1.神经系统疾病

三叉神经痛表现为阵发性剧痛,性质如针刺、刀割、撕裂及电击;咀嚼、说话及触摸面部某处引起疼痛;可持续数秒至1～2分钟;无夜间痛及冷、热刺激痛。无明显牙体、牙周疾病;患者的主述可能与某一患牙有关,但患牙经相关治疗后疼痛仍存在;有"扳机点",触该点后立刻引发沿三叉神经分布区域的剧烈疼痛,间歇期疼痛消失。疼痛发作时患者为了减轻疼痛可做出各种特殊动作,发作时还常伴有颜面表情肌的痉挛性抽搐。

2.全身性疾病

(1)缺血性心脏病:左侧牙齿阵发性痛,但同时左颊不痛,无冷、热刺激痛,不能指明患牙部位;有冠心病史、心绞痛史,牙无异常,如有患牙,其症状和治疗与本次疼痛无关。心肌梗死或心绞痛时疼痛放射至颈、颊肌、下颌缘;心电图检查可协助诊断。

(2)白血病:阵发性自发痛,不能定位。高热,呈急重病容。牙龈肿胀苍白,可无牙体疾病,多个牙齿温度测试可有疼痛。体温升高,白细胞计数明显增高。

（3）癔症、神经衰弱、更年期:自发性、阵发性或持续性痛,不能指明疼痛部位;无明显诱因,无冷、热刺激痛。无牙体、牙周疾病,如有患牙,其症状和治疗与疼痛无关;体征与主诉不相符;牙髓温度测试反应正常。有癔症、神经症及更年期综合征。

二、治疗

（1）急性牙髓炎和急性根尖周炎:应急诊行开髓减压引流术。如已形成骨膜下或黏膜下脓肿,应切开引流。对于无保留价值的牙可拔除,但根尖周炎急性期应根据牙位、难易程度决定是否拔牙。

（2）急性牙周脓肿或冠周炎:脓肿尚未形成者,用生理盐水冲洗龈袋或牙周袋,局部涂或龈袋内置碘甘油等,全身辅以抗生素治疗;脓肿已形成者,应及时切开引流。

（3）创伤性牙周膜炎:由于多为咬合创伤引起,可调磨患牙或对牙,消除早接触。

（4）对于邻近组织疾病及全身性疾病所引起的牙痛,主要原因在于原发疾病的治疗,应视患者的情况对相关疾病予以治疗。

三、注意要点

牙痛是口腔临床常见的主诉之一,临床常见于以牙体炎、牙髓炎为代表的牙源性疾病。但对于以牙痛为主诉的患者,不应仅将思维局限于牙源性疾病,还要注意与非牙源性疾病鉴别。应仔细询问患者并行全面检查,综合分析以作出正确的诊断。特别要重视鉴别缺血性心脏病和恶性肿瘤引发的牙痛。

第二节　出　　血

口腔牙龈、颌面部出血是口腔最常见的急诊症状之一。引起出血的原因包括炎症(如牙龈炎、牙周炎)、手术(如拔牙后出血及口腔颌面部术后出血)、损伤、肿瘤(如牙龈瘤、血管瘤破裂或恶性肿瘤侵蚀所致出血)和全身性因素(如出血性紫癜、血友病及白血病等血液疾病;慢性肝炎、肝硬化等肝脏疾病;长期服用抗凝血药物;月经期代偿性出血)。

一、临床诊断

(一)病史

(1)出血的诱因,是否受到外伤和刺激,可能的出血原因。

(2)出血的持续时间,出血的剧烈程度,是否有自限性。

(3)是否有牙周疾病和口腔黏膜疾病的病史。

(4)是否有全身性疾病的病史,有无血液病及肝、脾功能异常等。

(5)是否处于妊娠期。

(6)是否有长期服用抗凝血药物史。

(7)是否有良好的口腔卫生习惯。

(二)临床检查

(1)出血是否局限于某个部位。

(2)出血部位有无促进因素存在。如不良修复体或食物嵌塞。

(3)出血的性质是可以自行止血,还是流血不止。应区分其为动脉性、静脉性或毛细血管性出血。①动脉性出血:呈喷射状,出血量极多,血液呈鲜红色,有时可见动脉搏动。②静脉性出血:呈汹涌状,出血量多,血液呈暗红色。③毛细血管性出血:呈渗出状,出血量少,血液呈暗红色或紫红色。

(4)对于术后出血,应区分其为原发性、继发性或反应性出血。①原发性出血:即术后出血未停止。②继发性出血:发生于术后 48 小时或术后数天,多与感染有关。③反应性出血:见于术后,常为应用肾上腺素后局部血管扩张所致。

(5)其他部位的出血情况,皮肤是否有出血点和瘀斑存在。

(6)口腔内是否有肿块存在。

(7)口腔卫生状况,有无牙龈炎或牙周炎,牙石及菌斑分布情况。

(三)实验室检查

如怀疑为血液系统疾病时,应做血常规、出血时间和凝血时间检查。

1.紫癜

血小板计数减少,出血时间延长,血块收缩不良。

2.血友病

凝血时间延长,第Ⅷ、Ⅸ或Ⅺ因子缺乏。

3.白血病

白细胞计数增加,出现大量原始白细胞或幼稚细胞。

(四)鉴别诊断

1.慢性牙龈出血

主要原因为局部因素引起的牙龈慢性炎症,如龈缘炎、牙周炎、增生性牙龈炎、食物嵌塞、咬合创伤和不良修复体等,牙龈出血缓慢且易自行停止。口腔卫生极差,可见软垢。

2.急性牙龈炎症性疾病

如疱疹性牙龈炎和坏死性牙龈炎所致的牙龈出血较多,且常不易自行停止。坏死性牙龈炎还常于夜晚睡眠时发生显著的牙龈出血,与口腔卫生不良、精神紧张和过度劳累有关,患者多有吸烟的不良习惯。妊娠期牙龈炎,患者处于妊娠期,牙龈鲜红而松软,轻触极易出血,有时自动出血,其所引发的出血在分娩后多可停止或减轻。

3.牙龈瘤

患者以女性多见,以青年人及中年人常见。多发生于龈乳头部。位于唇、颊侧者较舌、腭侧者多。最常见的部位是前磨牙区。肿块较局限,呈圆球或椭圆形,一般生长较慢,但在女性妊娠期可能迅速增大,较大的肿块可遮盖一部分牙及牙槽突,表面可见牙齿压痕。随着肿块增长,X线检查可见骨质吸收、牙周膜增宽的阴影。牙可能松动、移位。

4.颌面部损伤和术后出血

损伤和手术史是重要的诊断依据。另外,牙龈外伤,如肉骨、鱼刺的刺入,刷牙或牙签的损伤均可引起牙龈出血,但一般均较为短暂,去除外伤因素后出血多可自行停止。

5.肿瘤

颌骨、牙龈及舌等部位的血管瘤、癌及网织细胞肉瘤均可表现为牙龈、舌等部位出血。

6.某些全身性系统疾病

由于凝血功能的变化,也可引起牙龈出血。如缺铁性贫血、溶血性贫血、再生障碍性贫血、白血病、血小板减少性紫癜、血友病、慢性肝炎及肝硬化、脾功能亢进及高血压等。全身性疾病导致牙龈出血的共同特点是牙龈出血多为自发性、持续性流血,口腔内黏膜和全身其他部位的皮下也可能有出血或瘀斑,并有全身症状和其他的口腔表现。根据血常规检查、骨髓穿刺和其他的特殊检查,多可明确诊断。

二、治疗

(一)牙龈出血

(1)牙龈出血多发生于龈缘或龈乳头处。处理时,应首先去除血块,找到出血点。止血方法:①1%～3%过氧化氢局部冲洗常可止血;②肾上腺素棉球局部压迫;③擦干血迹用苯酚(乙醇还原)或三氯化铁烧灼出血点或用小棉球充塞龈乳头间隙,但使用时应注意勿灼伤正常组织。

(2)因感染而导致的出血,除局部处理外,应同时使用抗生素药物控制感染。

(二)拔牙后出血

首先,去除口腔内血液及牙槽窝内过高的血凝块,明确出血点后,再分别处理。

(1)牙龈撕裂出血:缝合止血。

(2)龈缘渗血:用纱布加止血粉或肾上腺素加压止血。

(3)牙槽窝出血:牙槽窝内置入抗生素吸收性明胶海绵,再于其上置纱布卷,嘱患者咬合即可止血;若出血量多,大量涌出时,如下颌第3磨牙拔除后下牙槽血管破裂所致,可用碘仿纱条填塞压迫,并加以缝合止血,纱条应于2天后逐步取出。

(4)牙槽窝出血如为肉芽组织感染所致,应彻底刮尽肉芽组织、冲洗,让新鲜血液重新充盈牙槽窝,咬合止血。牙槽窝内如有残留的牙碎片、异物等须一并刮除,根据感染情况给予抗生素治疗。

(三)损伤性出血

一般损伤性出血在伤口清创术后出血即可停止;动脉性出血应找出血管断端结扎止血;静脉性出血以压迫止血为主,局部应用止血药物或血管收缩药;若出血量较大,应行结扎止血;若为血肿,应抽去血性液体后加压包扎止血。

(四)术后出血

术后出血应根据出血的性质和出血量来处理。一般小的出血采用局部加压包扎即可;如较大血管出血或加压包扎无效,应打开创口,清除血凝块,找到出血点,予以结扎或缝扎。手术区的血肿,如出血已停止,应拆除数针缝线,去除血凝块后加压包扎,并放置引流。

(五)肿瘤出血

若是晚期恶性肿瘤出血,一般以局部压迫为主,全身辅以止血药物;若是动脉受侵出血,应行颈外动脉结扎,局部缝扎或填塞止血;颌骨中性血管瘤误拔牙后引起的出血,则先以碘仿纱条填塞或手指压迫为主,待血基本止住后,立即或1～2天后行栓塞颈外动脉治疗。注意栓塞治疗必须在1周内完成,否则可引起再次大出血并导致患者有生命危险。

(六)血液疾病

有凝血机制障碍者,在炎症、手术或损伤后常出血不止,其局部处理与上述方法相同。但除局部处理外,还应查明出血原因,重点在于全身治疗。如血友病患者应针对性输入第Ⅷ因子等。一般血液病患者出血应请相关科室协助处理。

三、注意要点

(1)牙龈出血常由炎症等局部因素引起,但应警惕全身性疾病,如血液病等。若由全身性因素导致,除局部处理外,重点在于全身治疗。

(2)尽管颌骨中央性血管瘤并不常见,但颌骨中央性血管瘤误拔牙后会引起严重的大出血,甚至危及生命。因此,在拔牙中出现较严重的大出血时,除了要考虑下牙槽血管损伤或颌骨骨折外,还应考虑颌骨中央性血管瘤的可能。建议牙槽外科拔牙前最好行全口牙位曲面断层X线片等影像学检查,初步排除颌骨中心性血管瘤。

(3)对精神高度紧张的患者,应给予镇静药,以免情绪过分激动、血压升高而加重出血,尤其是有高血压病的患者,更应重视其心理安抚。

(4)对于为防治心脑血管疾病、冠状动脉搭桥等术后长期使用抗凝血药物的患者,在行口腔颌面部牙周治疗、拔牙及其他手术时,术前应充分评估术后出血风险,并采取必要措施。

第三节　张口受限

正常人的自然张口度约相当于自身示指、中指、无名指3指末节合拢时的宽度,平均约为4 cm。张口度小于正常值即为张口受限。引起张口受限的口腔颌面部疾病主要有颞下颌关节疾病、颌面部感染性疾病、颌面部创伤、颌面部恶性肿瘤、破伤风及癔症等。

一、临床诊断

(一)颞下颌关节紊乱综合征

1.好发年龄段

颞下颌关节紊乱综合征好发于青壮年,以 20～30 岁患病率最高。多数为关节功能紊乱,也可致关节结构紊乱,甚至发生器质性破坏。常表现为三大症状:①颞下颌关节区及周围酸胀或疼痛,咀嚼及张口时明显加重;②张口、闭口运动颞下颌关节弹响、杂音;③张口受限、张口过大或张口时下颌偏斜等运动障碍。病程一般较长,反复发作,可有自限性。

2.影像学检查

(1)X 线平片(关节许氏位和髁突经咽侧位)和锥形束计算机体层显像(CT)检查:了解关节间隙改变和骨质改变。如硬化、骨破坏和增生、囊样变等。

(2)关节造影和磁共振检查:了解关节盘移位、穿孔,关节盘诸附着的改变,以及软骨面的变化。

(3)关节内镜检查:可发现关节盘和滑膜充血、渗血、粘连等。

(二)颞下颌关节强直

1.颞下颌关节强直

颞下颌关节强直指因器质性病变导致长期张口困难或完全不能张口。临床上,可分为关节内强直和关节外强直两类。关节内强直多数发生在 15 岁以前的儿童,常见的原因是儿童时期颞下颌关节损伤(颏部对冲伤和产钳伤)、化脓性中耳炎及下颌骨骨髓炎等。开放性骨折、火器伤、烧伤、术后创面处理不当导致的关节外瘢痕挛缩,以及放射治疗后软组织广泛纤维性变造成的颌间瘢痕挛缩是引起关节外强直的常见病因。

2.临床表现

(1)关节内强直的临床表现:①进行性张口困难或完全不能张口,有多年发病史。②由于咀嚼功能的减弱和下颌的主要生长中心髁突被破坏,出现面下部发育障碍畸形。表现为面容两侧不对称,颏部偏向患侧。患侧下颌体、下颌支短小,相应面部反而丰满;双侧强直者,表现为下颌内缩、后退,形成小颌畸形。发病年龄越小,下颌发育障碍畸形越严重。③患侧髁突活动减弱或消失。④X 线检查:正常关节解剖形态消失,关节间隙模糊或消失,髁突和关节窝融合呈骨球状。严重者下颌支和颧弓甚至可完全融合呈"T"形。

(2)关节外强直的主要症状:张口困难或完全不能张口,但面下部发育障碍畸形的关系错乱,均较关节内强直为轻。口腔或颌面部可见瘢痕挛缩或缺损畸形。多数患侧髁突可有轻微运动度,侧方运动度更大。X线检查,一般髁突、关节窝和关节间隙清楚可见。

(三)急性化脓性颞下颌关节炎

1.病因

开放性髁突骨折时,可由细菌感染附近器官或皮肤化脓性病灶扩散引起,也可因脓毒血症、败血症等血源性感染引起。偶尔也可由医源性(如关节腔内注射、关节镜外科治疗等)感染造成。

2.临床表现

(1)关节区可见红肿,压痛明显,尤其不能上、下咬合,稍用力即可引起关节区剧痛。

(2)关节腔穿刺可见关节液混浊,甚至为脓液,涂片镜下可见大量中性粒细胞。

(3)血液实验室检查见白细胞总数增高,中性粒细胞比例上升,核左移,有时可见细胞内有中毒颗粒。

(4)X线检查可见关节间隙增宽,后期可见髁突骨质破坏。

(四)类风湿性颞下颌关节炎

(1)成人和儿童类风湿关节炎中,超过50%的患者颞下颌关节会被侵及,但常为最后被侵及的关节。

(2)疼痛、肿胀和运动受限是最常见的症状。在儿童中,髁突破坏导致生长紊乱及面部畸形,随后出现关节强直。早期颞下颌关节X线检查正常,但以后可显示骨破坏,并可引起前牙畸形。

(3)颞下颌关节的炎症伴有多发性关节炎,实验室检查可证实诊断。

(五)智齿冠周炎

(1)上、下颌第3磨牙萌出不全或阻生时,牙冠周围软组织发生的炎症,称为智齿冠周炎。临床上以下颌第3磨牙最为常见。

(2)智齿冠周炎常以急性炎症形式出现。初期,全身一般无反应,患者自觉患侧磨牙后区胀痛不适,进食咀嚼、吞咽及张口活动时疼痛加重。如病情继续发展,局部可呈自发性跳痛或沿耳颞神经分布区产生放射性痛。若炎症侵及咀嚼肌,可引起咀嚼肌的反射性痉挛而出现不同程度的张口受限,甚至"牙关紧闭"。探针检查可触及未萌出或阻生智齿牙冠的存在。X线检查可协助诊断。

(六)颌面部间隙感染

(1)口腔颌面部间隙感染,如咬肌间隙、翼下颌间隙、颞下间隙及颞间隙感染可出现张口受限症状。

(2)口腔颌面部间隙感染常由牙源性或腺源性感染扩散所致。下颌智齿冠周炎及下颌磨牙根尖周炎、牙槽脓肿扩散是导致咬肌间隙感染和翼下颌间隙感染的常见原因。因此,患者常先有牙痛史,继而出现张口受限。另外,下牙槽神经阻滞麻醉时消毒不严或下颌阻生牙拔除时创伤过大,也可引起翼下颌间隙感染。颞间隙感染常由邻近间隙感染扩散引起,耳源性感染(化脓性中耳炎、颞乳突炎)、颞部疖痈及颞部损伤继发感染也可波及。颞下间隙感染可从相邻间隙,如翼下颌间隙等感染扩散而来;也可因上颌结节、卵圆孔、圆孔阻滞麻醉时带入感染;或由上颌磨牙的根尖周感染或拔牙后感染引起。

(3)除张口受限外,咬肌间隙感染的典型症状是以下颌支和下颌角为中心的咬肌区肿胀、变硬及压痛。翼下颌间隙感染表现为咀嚼食物及吞咽疼痛,翼下颌皱襞处黏膜水肿,下颌支后缘稍内侧可有轻度肿胀、深压痛。颞间隙感染表现为颞部或邻近区域广泛凹陷性水肿、压痛及咀嚼痛。颞下间隙位置深在、隐蔽,感染时外观表现常不明显,仔细检查可发现颧弓上、下及下颌支后方轻微肿胀,有深压痛。

(4)穿刺对确定深部有无脓肿形成和脓肿的部位有重要的意义。必要时行 B 超和 CT 等辅助检查可明确脓肿的部位和大小。细菌培养和药物敏感试验等实验室检查对于合理使用抗菌药物有重要参考价值。

(七)下颌阻生第 3 磨牙拔除术后

1.术后

拔牙术后的单纯反应性张口困难主要是由于拔除下颌阻生牙时,颞肌深部肌腱下段、翼内肌前部及颞下颌关节受到创伤及创伤性炎症激惹,从而产生反射性肌痉挛。

2.临床特点

(1)拔牙过程长,术中敲击、撬动力较大,术后局部反应常较重。

(2)术前患者已有弹响、绞锁等颞下颌关节症状者,拔牙后更易并发张口受限。

(八)颌面部损伤

(1)颌面部损伤,特别是下颌骨骨折,由于疼痛和升颌肌群痉挛而出现张口受限。

（2）颧骨、颧弓骨折，骨折块发生内陷移位，压迫颞肌和咬肌，阻碍喙突运动，从而致张口受限。

（九）颌面深部恶性肿瘤

1.引起张口受限或牙关紧闭的疾病

上颌窦癌、颞下窝肿瘤、翼腭窝肿瘤、腮腺恶性肿瘤及鼻咽癌等均可引起张口受限或牙关紧闭。

2.临床特点

（1）恶性肿瘤患者的发病年龄相对较大。

（2）张口受限一般呈渐进性加重。除张口受限外，肿瘤侵犯周围组织可出现三叉神经痛、面瘫、听力下降及复视等神经症状，以及鼻塞、涕中带血、耳闷堵感、面部和上腭肿胀、头痛等其他症状。

（3）CT和磁共振等影像学检查表现为关节周围不规则软组织影，其内密度不均匀、边缘模糊，可侵犯骨质。

（4）鼻纤维内镜活体组织检查可确诊鼻咽癌。

（5）与颞下颌关节紊乱综合征导致的张口受限的鉴别要点：颞下颌关节紊乱综合征除张口受限外，往往伴有关节区疼痛、弹响等病史。另外，张口受限可有缓解史。

（十）癔症性牙关紧闭

此病多发生于女性青年，既往有癔症史，有独特的性格特征，一般在发病前有精神因素，然后突然发生张口困难或牙关紧闭。如有全身其他肌痉挛或抽搐症状伴发，则较易诊断。

（十一）破伤风牙关紧闭

1.病因

破伤风牙关紧闭是由破伤风杆菌引起的一种以肌肉阵发性痉挛和紧张性收缩为特征的急性特异性感染。

2.临床特点

（1）一般有外伤史。

（2）痉挛通常从咀嚼肌开始，先是咀嚼肌少许紧张，即患者感到张口受限；继之出现强直性痉挛，呈牙关紧闭；同时还因表情肌的紧缩使面部表情特殊，形成"苦笑"面容，并可伴有面肌抽搐。

（3）对怀疑破伤风的患者，可采用被动血凝分析测定血清中破伤风抗毒素抗体水平，抗毒素滴定度超过 0.01 U/mL 者可排除破伤风。

二、治疗

（一）颞下颌关节紊乱综合征的治疗

应遵循一个合理的、合乎逻辑的治疗程序：①应先进行可逆性保守治疗（服药、理疗、黏弹剂补充疗法等）；②然后进行不可逆性保守治疗（正畸、修复治疗等）；③最后选用关节镜外科和各种手术治疗。要重视改进全身状况和患者的精神状态。同时对患者进行医疗知识教育，内容包括张口训练、自我关节保护（如颌面部保暖、咀嚼肌按摩）、改变不良生活行为（如偏侧咀嚼、喜食硬食、大笑或打哈欠时张口过大）。具体治疗方法如下。

1.药物治疗

（1）口服药物：非甾体抗炎药（如双氯芬酸钠、布洛芬等）、盐酸氨基葡萄糖、硫酸软骨素等。

（2）颞下颌关节腔注射药物：2％利多卡因、1％透明质酸钠、糖皮质激素（如倍他米松、泼尼松龙混悬液）等。

2.手术治疗

（1）关节镜外科手术。如关节腔灌洗、粘连松解、关节盘穿孔修补。

（2）关节盘摘除术。

（3）髁突高位切除术。

3.其他治疗

（1）超短波、离子导入、微波及激光等局部理疗。

（2）义齿修复、正畸治疗以矫正咬合关系。

（3）调节精神状态和积极进行心理治疗。

（4）针刺疗法。

（二）颞下颌关节强直的治疗

关节内强直和关节外强直一般须采用外科手术治疗。

（1）治疗关节内强直的手术有髁突切除术及颞下颌关节成形术。

（2）关节外强直手术是切断和切除颌间挛缩的瘢痕；凿开颌间粘连的骨质，恢复开口度。如瘢痕范围较小，可用断层游离皮片移植消灭瘢痕，切除松解后遗留的创面。如果挛缩的瘢痕范围较大，则应采用额瓣或游离皮瓣移植修复。

(三)急性化脓性颞下颌关节炎的治疗

全身应用足量、有效的抗生素；关节腔冲洗，腔内直接注入有效的抗生素；若化脓性炎症不能控制，全身中毒症状严重，应做切开引流；在急性炎症消退后，鼓励患者进行开口练习。

(四)类风湿性颞下颌关节炎的治疗

(1)治疗同其他关节的类风湿关节炎，夜间口腔导板常有助于治疗。

(2)急性期可给予非甾体抗炎药并限制下颌运动；当症状减轻时，轻度的下颌运动练习有助于预防运动能力的过度丧失。

(3)如发展成关节强直，则应行手术治疗，但疾病未静止前不宜施行手术。

(五)智齿冠周炎的治疗

急性期时，以消炎、镇痛、切开引流、增强全身抵抗力为主。进入慢性期后，应尽早拔除，以防感染再发。

三、注意事项

(1)张口受限常由于咀嚼肌群或颞下颌关节受累引起。主要病因：①颞下颌关节紊乱综合征和关节强直等颞下颌关节疾病；②智齿冠周炎、颌面部间隙感染等感染性疾病；③也可因肿瘤、外伤骨折或瘢痕挛缩等所致。应仔细鉴别，给予相应治疗。

(2)颞下颌关节紊乱综合征是导致张口受限最为常见的原因之一。引起张口受限的颞下颌关节紊乱综合征中的常见临床分类有不可复性关节盘前移位、骨关节炎、咀嚼肌痉挛及滑膜炎等。

(3)智齿冠周炎也是导致张口受限的常见原因之一。临床上，以下颌第 3 磨牙最为常见，但上颌第 3 磨牙冠周炎导致的张口受限，特别是患者机体抵抗能力较强，局部症状不明显时，极易误诊为颞下颌关节疾病。在临床工作中应引起足够的重视。

(4)下颌阻生牙拔除时，由于对颞肌、翼内肌、咬肌及颞下颌关节的创伤激惹，产生反射性肌痉挛，可造成术后张口受限。一般通过对症处理，随着炎症反应的消退，辅以张口训练可自行恢复。但仍有数周不能恢复的个别病例，可给予关节腔药物注射以帮助恢复张口度。

(5)颌面部瘢痕：如颌间瘢痕挛缩，烧伤及放射治疗等导致的关节周围和(或)颌面深部瘢痕等可致张口受限。近年来，随着头颈部肿瘤放射治疗技术在临床上的广泛应用,放射治疗后颌面颈部肌肉等软组织的纤维化,引起的张口受限的病例有增加趋势,应引起关注。

(6)耳源性疾病:如外耳道疖和中耳炎症也常放射到关节区引起疼痛,并导致张口困难。

(7)破伤风:由于初期症状可表现为张口困难或牙关紧闭而来口腔科就诊,应与颞下颌关节紊乱综合征鉴别,以免延误早期治疗的时机。

(8)上颌窦后壁及颞下窝、翼腭窝等深在部位的恶性肿瘤一般不易被查出,出现张口受限症状易被误诊为颞下颌关节紊乱综合征,甚至进行了不恰当的治疗,失去了肿瘤早期根治的良机。临床工作中应引起重视。

第四节 颌面部肿胀

颌面部肿胀是临床常见的一种客观体征,是由于各种原因导致毛细血管通透性改变、组织间隙积液过量、淋巴回流障碍,以及血管和淋巴管畸形的病理现象。由于颌面部特殊的解剖关系,此区域很多疾病均可以局部肿胀的形式表现出来。临床口腔颌面部肿胀的常见病因:①感染,可分为化脓性或特异性两大类。化脓性感染有根尖周病、牙周疾病、智齿冠周炎、间隙感染、骨髓炎、淋巴结炎等。②唾液腺疾病,包括流行性腮腺炎、阻塞性腮腺炎、涎石病及干燥综合征等。③外伤导致的血肿、气肿和创伤性水肿。④血管瘤和脉管畸形。⑤过敏或血管神经性水肿。⑥全身性疾病,如肾炎性水肿、库欣综合征及免疫球蛋白 G_4 (IgG_4)相关性疾病等。

一、临床诊断

(一)病史和查体要点

1.肿胀部位

单侧、双侧;颞区、颧区、眶区、鼻区、唇区、颊部、咬肌区、腮腺区、下颌下区、口内硬腭区、软腭区、舌根部、舌前部、口底部深浅及界线范围。

2.肿胀时间

数分钟、数小时、数天、数月或数年,或者出生后即发现局部肿胀。

3.肿胀性质

软、韧、硬;有无波动感;有无压痛;局部是否发红、发热;压诊有无凹陷。

4.肿胀原因

有无过敏史、外伤史、手术史、炎症史或其他原因。

5.辅助检查

必要时做穿刺检查、彩超检查、X线或CT检查、血尿常规化验、活体组织检查等。穿刺出的液体的色泽及性质如何;彩超检查是否有囊性病变或血流变化;X线或CT检查是否有占位病变;血尿常规化验血三系及尿蛋白是否正常等。

（二）鉴别诊断

1.根尖周病、牙周病

肿胀区域的牙齿存在深龋、残根、牙龈萎缩和红肿;曾有刺激性疼痛、牙髓炎症状、患牙伸长和咬合痛、牙龈出血、牙周袋形成和溢脓等症状。根尖片有利于进一步明确诊断。

2.智齿冠周炎

患者常自觉患侧磨牙后区反复胀痛不适,局部可呈自发性跳痛或放射痛,可伴不同程度的张口受限。口内检查可见智齿萌出不全,周围软组织及牙龈红肿、触痛,挤压可见脓液流出。X线检查可进一步协助诊断。

3.颌面部间隙感染

颌面部间隙感染初期表现为蜂窝织炎,后可形成脓肿。特点是局部皮肤红肿发亮,皮温高,触诊有波动感,压痛明显,穿刺有脓,常伴全身症状。白细胞总数和中性粒细胞计数升高。

4.化脓性颌骨骨髓炎

化脓性颌骨骨髓炎多为牙源性感染。急性期表现为局部剧烈跳痛,面颊部软组织肿胀出血,伴有全身发热、寒战等;慢性期病情发展缓慢,局部肿胀,皮肤微红,口腔内或面颊部可出现多个瘘孔溢脓,肿胀区牙松动。患侧下唇麻木是诊断下颌骨骨髓炎的有力证据。在慢性期,颌骨已有明显破坏再进行X线检查才具有诊断价值。

5.淋巴结炎

淋巴结炎主要表现为下颌下、颏下及颈深上群淋巴结,以及耳前、耳下淋巴结的炎症。局部淋巴结肿大变硬,自觉疼痛或压痛,病变主要在淋巴结内出现充血、水肿。淋巴结尚可移动,边界清楚,与周围组织无粘连。

6.流行性腮腺炎

流行性腮腺炎是由流行性腮腺炎病毒引起的急性传染病,有明显接触史及春秋季节性流行,多发生于 5～15 岁的儿童,常双侧腮腺同时或先后发生,一般一次感染后可终身免疫。腮腺肿大、充血、疼痛,但腮腺导管口无红肿,唾液分泌清亮无脓液。血液中白细胞计数大多正常或稍增高,90％的患者血清淀粉酶有轻度或中度增高,尿中淀粉酶也上升。

7.阻塞性腮腺炎

阻塞性腮腺炎多由于导管狭窄引起,大多发生于中年。多为单侧受累。患者有腮腺区进食肿胀史,挤压腺体,腮腺导管口流出混浊液体。腮腺造影显示主导管、叶间、小叶间导管部分狭窄和扩张,呈腊肠样改变。

8.涎石病

腺体或导管内发生钙化性团块而引起的病变,85％左右发生于下颌下腺。表现为下颌下腺区进食反复肿胀,有时疼痛剧烈,呈针刺样,称为“涎绞痛”。检查腺体呈硬结性肿块,导管口可有脓性或黏液脓性唾液流出。X 线检查可确诊。

9.干燥综合征

干燥综合征是自身免疫性疾病,主要表现为眼干、口干、唾液腺及泪腺肿大、类风湿关节炎等结缔组织疾病。唾液腺造影及实验室免疫检查、唇腺活体组织检查均是诊断此疾病的重要诊断依据。临床上,仅表现为唾液腺、泪腺等外分泌腺功能障碍,称为原发性干燥综合征;若合并有其他自身免疫性疾病,则称为继发性干燥综合征。

10.外伤所致的颌面部肿胀

外伤所致的颌面部肿胀有血肿、气肿及水肿。

(1)血肿特点:有外伤史或手术史;皮下或黏膜下淤血,初期呈紫红色,后期转为青色;触诊柔软,边界尚清,穿刺有血。

(2)气肿特点:有外伤史或拔牙(阻生牙拔除)创伤史;皮下气肿发展快,触诊柔软,捻发音明显,边界不清,无压痛。

(3)创伤性水肿特点:有外伤史、手术史、烧伤史或低温冷冻史。创伤性水肿为创伤区软组织明显肿胀,皮肤紧而发亮,轻度压痛,边界尚清。

11.囊肿

囊肿是一种良性疾病,外有囊壁,内有液体或其他成分。颌面部软组织囊肿一般触诊质地较软,边界较清,无压痛,可以活动。一般无自觉症状,如继发感染,可通过疼痛、化脓穿刺检查及 CT 检查进行有效诊断。

12.血管瘤和脉管畸形

浅表病损呈蓝色或紫色,边界不清,扪之柔软,体位移动试验阳性;微静脉畸形常沿三叉神经分布区分布,呈鲜红色或紫红色,与皮肤表面平齐,边界清楚;动静脉畸形病损高起呈念珠状,表面温度较正常皮肤为高,患者可自行感觉到搏动,扪诊有震颤感,听诊有吹风样杂音。

13.血管神经性水肿

血管神经性水肿是一种急性局部反应型的黏膜皮肤水肿,特点是有变应原接触史。急性发病,肿胀迅速、界限不清,触诊质地坚韧、无压痛,皮肤紧张发亮,常发生在唇、口、面颊部。肿胀可在数小时或 1～2 天内消退,不留痕迹,但可复发。

14.全身性疾病

(1)肾炎性水肿:水肿多从眼睑、颜面部开始。如急性肾小球肾炎,80％以上的患者均有水肿,常为该病的初发表现。典型表现为晨起眼睑水肿或伴有下肢轻度可凹性水肿。除水肿外,可表现为血尿、高血压及肾功能异常等。

(2)库欣综合征:为各种病因造成肾上腺分泌过多糖皮质激素所致疾病的总称。典型表现为向心性肥胖、满月脸、多血质、紫纹、肌无力及神经系统疾病、免疫功能降低、性功能障碍等。

(3)IgG$_4$ 相关性疾病:是一种与 IgG$_4$ 相关,累及多器官或组织的慢性、进行性自身免疫性疾病。该病临床谱广泛,包括自身免疫性胰腺炎、肾小管间质性肾炎及腹膜后纤维化等多种疾病。其中累及泪腺、腮腺和下颌下腺者,称为米库利奇病。米库利奇病患者有显著的泪腺、唾液腺肿胀,但口干、眼干症状较干燥综合征轻,且血清 IgG$_4$ 水平显著升高(1 350 mg/L 以上),病理检查可见组织中有大量 IgG$_4$ 阳性淋巴细胞浸润。

15.肿胀症状

出现肿胀症状的患者须与颌面部良、恶性肿瘤及颌骨畸形患者相鉴别。

(1)良性肿瘤大多为膨胀性生长。一般生长缓慢,外表形态多为球形、椭圆形、分叶状,一般质地中等。良性肿瘤因有包膜,故与周围正常组织分界清楚,多能移动。良性肿瘤一般无自觉症状,但如压迫邻近神经、继发感染或恶变时,则可发生疼痛。

(2)恶性肿瘤一般生长较快,无包膜,边界不清,肿块固定,与周围组织粘连而不能移动,常发生表面坏死,溃烂出血,并有恶臭、疼痛。当其向周围浸润生长时,可破坏邻近组织器官而发生功能障碍。可发生颈部淋巴结转移。CT 及磁共振检查可协助判定肿瘤的性质、范围,为诊断、治疗提供参考,活体组织检查是诊断的"金标准"。

二、治疗

(一)牙体牙髓疾病

需行相应牙体牙髓科和牙周科的专科治疗,消除病因。

(二)智齿冠周炎

在急性期应以消炎、镇痛、切开引流、增强全身抵抗力的治疗为主。当炎症转入慢性期后,若为不可能萌出的阻生牙,则应尽早拔除,以防感染再发。

(三)颌面部间隙感染

对轻度感染,仅用局部疗法即能治愈。若脓肿形成,则须切开引流、清除病灶,配合全身抗感染及支持治疗。

(四)化脓性颌骨骨髓炎

急性期应首先采用全身支持治疗及药物治疗,同时配合必要的外科手术治疗。慢性期有死骨形成时,必须用手术去除已形成的死骨和病灶后方能痊愈。

(五)淋巴结炎

炎症初期,休息、全身给予抗菌药物,局部外敷治疗。已化脓者,应及时切开引流,同时进行原发病灶(如病灶牙等)的处理。

(六)流行性腮腺炎

应给予抗病毒治疗、支持治疗及自我保护。

(七)阻塞性腮腺炎

多由局部原因引起,故以去除病因为主。有涎石者,先去除涎石。导管口狭窄者,逐步扩张导管口;也可自后向前按摩腮腺,促使分泌物排出。经上述治疗无效者,可考虑手术治疗。

(八)涎石病

下颌下腺涎石病的治疗目的是去除结石、消除阻塞因素,尽最大可能保留下颌下腺这一功能器官。但当腺体功能丧失或腺体功能不可能逆转时,则应将腺体一同切除。

(九)干燥综合征

本病目前尚无有效的根治方法,主要为对症治疗。可用人工泪液、唾液缓解眼干、口干症状,也可用免疫调节剂调节细胞免疫功能。

(十)外伤所致血肿、气肿及水肿

口腔颌面部损伤患者只要全身情况允许,或经过急救后全身情况好转,条件具备者,即应对局部伤口进行早期外科处理,即进行清创术。同时应防止窒息、感染等。

(十一)囊肿

一般采用外科手术切除或摘除。如伴有感染,则先控制炎症后再行手术治疗。有些囊肿易复发,可癌变,手术应彻底清除囊壁。

(十二)血管瘤和脉管畸形

治疗应根据病损类型、位置及患者的年龄等因素来决定。目前的治疗方法有外科切除、激素治疗、激光治疗、硬化剂注射及平阳霉素注射等。一般采用综合疗法。

(十三)血管神经性水肿

应明确并隔离变应原,可解除症状,防止复发。症状较轻者可不给予药物治疗;症状较重者应给予抗过敏药物治疗。

(十四)全身性疾病

需对症治疗。其中 IgG_4 相关性疾病对糖皮质激素治疗的反应较好,一旦确诊,应尽早使用糖皮质激素。血清 IgG_4 水平可作为反映治疗效果的标志。

三、注意事项

(1)外伤所致口腔颌面部肿胀应注意防止窒息。

(2)颌面部间隙感染经过抗感染治疗或脓肿切开引流后,临床表现仍无好转,而肿胀继续增大时,应进一步仔细完善检查,排除恶性肿瘤继发感染的可能。及早诊断、及早治疗,以免贻误治疗时机。

(3)阻生牙,特别是下颌阻生智齿拔除术后,可引起局部肿胀,但近年来随着涡轮手机在阻生牙拔除术中的广泛使用,术后出现面颈部肿胀的概率逐渐减少,应鉴别是术后创伤性肿胀,还是皮下气肿,并给予对症处理,以避免严重并发症的发生。

(4)除颌面部局部因素外,全身性疾病也可引起颌面部肿胀,临床工作中应加以鉴别,避免误诊。

第二章

牙体硬组织疾病

第一节 龋 病

一、病因

龋病是以细菌为主的多因素综合作用的结果,主要致病因素包括细菌和牙菌斑生物膜、食物和蔗糖、宿主对龋病的敏感性等。

1890 年,著名的口腔微生物学家 W.D.Miller 第一次提出龋病与细菌有关,即著名的化学细菌学说。该学说认为龋病发生是口腔细菌产酸引起牙体组织脱矿的结果。口腔微生物通过合成代谢酶,分解口腔中碳水化合物,形成有机酸,造成牙体硬组织脱矿。在蛋白水解酶的作用下,牙齿中的有机质分解,牙体组织崩解,形成龋洞。化学细菌学说的基本观点认为,龋病发生首先是牙体硬组织的脱矿溶解,再出现有机质的破坏崩解。Miller 学说是现代龋病病因学研究的基础,阐明了口腔细菌利用碳水化合物产酸、溶解矿物质、分解蛋白质的生物化学过程。

Miller 试验:

牙齿 + 面包(碳水化合物)+ 唾液——脱矿

牙齿 + 脂肪(肉类)+ 唾液——无脱矿

牙齿 + 面包(碳水化合物)+ 煮热唾液——无脱矿

Miller 试验第一次清楚地说明细菌是龋病发生的根本原因,细菌、食物及牙齿是龋病发生的共同因素。对细菌在口腔的存在形式没有说明,也未能分离出致龋菌。

1947 年,Gottlieb 提出蛋白溶解学说。认为龋病的早期损害首先发生在有机物较多的牙体组织部位,如釉板、釉柱鞘、釉丛和牙本质小管。这些部位含有大量的有机物质。牙齿表面微生物产生的蛋白水解酶使有机质分解和液化,晶体分离,结构崩解,形成细菌侵入的通道。细菌再利用环境中的碳水化合物产生有机酸,溶解牙体硬组织。龋病是牙组织中有机质先发生溶解性破坏,再出现细菌产酸溶解无机物脱矿的结果。该学说未证实哪些细菌能产生蛋白水解酶,动物试验未能证明蛋白水解酶的致龋作用。

1955年,Schatz提出了蛋白溶解螯合学说。认为龋病的早期是从牙面上的细菌和酶对釉质基质的蛋白溶解作用开始,通过蛋白溶解释放出各种螯合物质,包括酸根阴离子、氨基、氨基酸、肽和有机酸等,这些螯合物质通过配位键作用与牙体中的钙形成具有环状结构的可溶性螯合物,溶解牙体硬组织的羟磷灰石,形成龋样损害。螯合过程在酸性、中性及碱性环境下都可以发生。该学说未证实引起病变的螯合物和蛋白水解酶。蛋白溶解学说和蛋白溶解螯合学说的一个共同问题是在自然情况下,釉质的有机质含量低于1%,如此少的有机质要使90%以上的矿物质溶解而引起龋病,该学说缺乏实验性证据。

Miller化学细菌学说和Schatz蛋白溶解螯合学说的支持者们在随后的几十年里展开了激烈的争论,化学细菌学说在很长一段时间占据了主流地位。近年来,在龋病研究领域的相关基础和临床研究均主要围绕细菌产酸导致牙体硬组织脱矿而展开。龋病病因研究进入了"酸幕时代"。

随着近年来对牙菌斑生物膜致病机制的研究进展,特别是对牙周生物膜细菌引起的宿主固有免疫系统失衡进而引起牙周病发生的分子机制的深入研究,人们重新认识到蛋白溶解过程在龋病的发生发展过程中的重要作用。目前认为,细菌酸性代谢产物或环境其他酸性物质引起釉质的溶解后,通过刺激牙本质小管,在牙本质层引起类似炎症的宿主反应过程,继而引起牙本质崩解。值得注意的是,牙本质蛋白的溶解和牙本质结构的崩解并不是由蛋白溶解学说或蛋白溶解螯合学说中所提到的细菌蛋白酶所造成,而是由宿主自身的内源性金属基质蛋白酶,如胶原酶所引起。这种观点认为龋病是"系统炎症性疾病"。龋病和机体其他部位的慢性感染性疾病具有一定的相似性,即龋病是由外源性刺激因素,如细菌的各种致龋毒力因子诱导宿主固有免疫系统失衡,造成组织破坏、牙体硬组织崩解。

随着现代科学技术的发展,大量的新研究方法、新技术和新设备用于口腔医学基础研究,证实龋病确实是一种慢性细菌性疾病。在龋病的发生过程中,细菌、牙菌斑生物膜、食物、宿主及时间都起了十分重要的作用,即四联因素学说

（图 2-1）。该学说认为，龋病的发生必须是细菌、食物、宿主 3 种因素在一定的时间和适当的空间、部位内共同作用的结果。龋病的发生要求有敏感的宿主、致病的细菌、适宜的食物及足够的时间。由于龋病是发生在牙体硬组织上，从细菌在牙齿表面的黏附，形成牙菌斑，到出现临床可见的龋齿，一般需要 6～12 个月。特殊龋除外，如放射治疗后的猖獗龋。因此，时间因素在龋病病因中有着十分重要的意义。四联因素学说对龋病的发生机制进行了较全面的解释，被认为是龋病病因的现代学说，被全世界所公认。

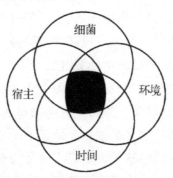

图 2-1　龋病发生的四联因素

（一）细菌因素

龋病是一种细菌性疾病。细菌是龋病发生的最关键因素，大量的研究证明没有细菌就没有龋病。无菌动物试验发现，在无菌条件下饲养的动物不产生龋，使用抗生素能减少龋的发生。由龋损部位分离出的致病菌接种于动物，能引起动物龋或离体牙人工龋损。临床上，也发现未萌出的牙不发生龋，一旦暴露在口腔中与细菌接触，就可能发生龋。

口腔中的细菌有 500 余种，与龋病发生关系密切的细菌必须具备较强的产酸力、耐酸力；能利用糖类产生细胞内、外多糖；对牙齿表面有较强的黏附能力；合成蛋白溶解酶等生物学特性。日前认为，变异链球菌、乳酸杆菌、放线菌等与人龋病发生有着密切的关系。

细菌致龋的首要条件是必须定植在牙齿表面，克服机械、化学、物理及免疫的排异作用，细菌产生的有机酸需对抗口腔中强大的缓冲系统，常难以使牙体组织脱矿。只有在牙菌斑生物膜特定微环境条件下，细菌产生有机酸聚积，造成牙齿表面 pH 下降，矿物质重新分布，出现牙体硬组织脱矿产生龋。因此，牙菌斑生物膜是龋病发生的重要因素。

(二)牙菌斑生物膜

20 世纪 70 年代以后,随着科学技术的发展,对细菌致病有了新的认识。1978 年,美国学者 Bill Costerton 率先进行了细菌生物膜的研究,并提出了生物膜理论。随后细菌生物膜真正作为一门独立学科而发展起来。其研究涉及微生物学、免疫学、分子生物学、材料学和数学等多学科。20 世纪 90 年代后,美国微生物学者们确立了"细菌生物膜"这个名词,将其定义为附着于有生命和无生命物体表面被细菌胞外大分子包裹的有组织的细菌群体。这一概念认为在自然界、工业生产环境(如发酵工业和废水处理),以及人和动物体内外,绝大多数细菌是附着在有生命或无生命的表面,以细菌生物膜的方式生长,而不是以浮游方式生长。细菌生物膜是细菌在各种物体表面形成的高度组织化的多细胞结构,细菌在生物膜状态下的生物表型与其在浮游状态下具有显著差异。

人类第一次借助显微镜观察到的细菌生物膜就是人牙菌斑生物膜。通过激光共聚焦显微镜结合各种荧光染色技术对牙菌斑生物膜进行了深入研究,证明牙菌斑生物膜是口腔微生物的天然生物膜。口腔为其提供营养、氧、适宜的温度、湿度和 pH。牙菌斑生物膜是黏附在牙齿表面以微生物为主体的微生态环境。微生物在其中生长代谢、繁殖衰亡,细菌的代谢产物,如酸和脂多糖等,对牙齿和牙周组织产生破坏。牙菌斑生物膜主要由细菌和基质组成,基质中的有机质主要有不可溶性多糖、蛋白质及脂肪等,无机质包含钙、磷、氟等。

牙菌斑生物膜的基本结构包括基底层获得性膜、中间层和表层(图 2-2)。唾液中的糖蛋白选择性地吸附在牙齿表面形成获得性膜,为细菌黏附与定植提供结合位点。细菌黏附定植到牙菌斑生物膜表面形成成熟的生物膜一般需要 5～7 天的时间。对牙菌斑生物膜的结构研究发现,菌斑成熟的重要标志是在牙菌斑生物膜的中间层形成丝状菌成束排列,球菌和短杆菌黏附其表面的栅栏状结构,在表层形成以丝状菌为中心,球菌或短杆菌黏附表面的谷穗状结构(图 2-3)。

牙菌斑生物膜一经形成,紧密附着于牙齿表面,通过常用的口腔卫生措施并不能有效消除。紧靠牙齿表面的牙菌斑生物膜的深层由于处于缺氧状态,非常有利于厌氧菌的生长代谢,细菌利用糖类进行无氧代谢,产生大量的有机酸,堆积在牙菌斑生物膜与牙齿表面之间的界面,使界面 pH 下降,出现脱矿,从而导致龋病。牙菌斑生物膜是龋病发生的必要条件,没有菌斑就没有龋病。动物试验和流行病学调查研究表明,控制菌斑能有效地减少龋病发生。

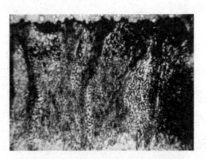

图 2-2　牙菌斑生物膜的基本结构

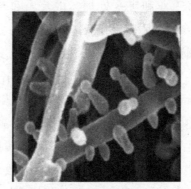

图 2-3　谷穗状结构

关于牙菌斑生物膜的致龋机制有 3 种主流学说。

1.非特异性菌斑学说

龋病不是口腔或牙菌斑生物膜中特殊微生物所致,而是牙菌斑生物膜中细菌共同作用的结果,细菌所产生的致病性产物超过了机体的防卫能力,导致龋病。

2.特异性菌斑学说

龋病是由牙菌斑生物膜中的特殊细菌引起的,这些特殊细菌就是与龋病发生关系密切的致龋菌。研究已经证实,牙菌斑生物膜中与龋病发生关系密切的致龋菌都是口腔常驻微生物群,非致龋菌在条件适宜时也可以引起龋病。

3.生态菌斑学说

牙菌斑生物膜致龋的最新学说认为,牙菌斑生物膜内微生物之间、微生物与宿主之间处于动态的生态平衡,不发生疾病;一旦条件改变,如摄入大量的糖类食物、口腔内局部条件的改变、机体的抵抗力下降等,可导致正常口腔微生态失调。正常口腔或牙菌斑生物膜细菌的生理性组合变为病理性组合,一些常驻菌成为条件致病菌,产生大量的致病物质,如酸性代谢产物,导致其他非耐酸细菌生长被抑制,产酸耐酸菌过度生长,最终引起牙体硬组织脱矿,发生龋病。根据生态菌斑学说的基本观点,龋病有效防治的重点应该是设法将口腔细菌的病理性组合恢复为生理性的生态平衡。

(三)食物因素

食物是细菌致龋的重要物质基础。食物尤其是碳水化合物通过细菌代谢作用于牙表面,引起龋病。

碳水化合物是诱导龋病最重要的食物,尤其是蔗糖。糖进入牙菌斑生物膜后,被细菌利用产生细胞外多糖,参与牙菌斑生物膜基质的构成,介导细菌对牙齿表面的黏附、定植。合成的细胞内多糖是细菌能量的储存形式,保持牙菌斑生物膜持续代谢。糖进入牙菌斑生物膜的外层,氧含量较高。糖进行有氧氧化,产生能量供细菌生长、代谢。牙菌斑生物膜的深层紧贴牙齿表面,由于缺氧菌或需氧菌的耗氧,进行糖无氧酵解,产生大量的有机酸并堆积在牙齿与牙菌斑生物膜之间的界面内,不易被唾液稀释,菌斑 pH 下降,从而脱矿致龋。

细菌产生的有机酸有乳酸、甲酸、丁酸及琥珀酸,其中乳酸量最多。糖的致龋作用与糖的种类、糖的化学结构与黏度、进糖时间与频率等有十分密切的关系。葡萄糖、麦芽糖、果糖及蔗糖可以使菌斑 pH 下降到 4.0 或更低;乳糖、半乳糖使菌斑 pH 下降到 5.0;糖醇类,如山梨醇、甘露醇不被细菌利用代谢产酸,不降低菌斑 pH。淀粉因相对分子质量大,不易扩散入生物膜结构中,不易被细菌利用。含蔗糖的淀粉食物则使菌斑 pH 下降更低,且持续更长时间。糖的致龋性能大致可以排列为蔗糖>葡萄糖>麦芽糖、乳糖、果糖>山梨糖醇>木糖醇。蔗糖的致龋力与其分子结构中单糖部分共价键的高度水解性有关。

龋病"系统炎症性学说"认为,碳水化合物除了为产酸细菌提供代谢底物产酸及介导细菌生物膜的黏附外,其致龋的另一重要机制是通过抑制下丘脑对腮腺内分泌系统的控制信号。腮腺除了具有外分泌功能(唾液的分泌)外,还具有内分泌功能,可控制牙本质小管内液体的流动方向。正常情况下,在下丘脑-腮腺系统的精密控制下,牙本质小管内液体由髓腔向釉质表面流动,有利于牙体硬组织营养成分的供给和牙齿表面堆积的酸性物质的清除。研究发现,高浓度碳水化合物可能通过升高血液中氧自由基的量,抑制下丘脑对腮腺内分泌功能的调节。腮腺内分泌功能的抑制将导致牙本质小管内液体流动停滞甚至逆转,进而使牙体组织更容易受到细菌产酸的破坏。由于牙本质小管液体的流动还与牙本质发育密切相关,对于牙本质尚未发育完全的年轻人群,高浓度碳水化合物对牙本质小管液体流动方向的影响还可能直接影响其牙本质的发育和矿化。该理论一定程度上科学地解释了 10 岁以下年龄组常处于龋病高发年龄段这一流行病学调查结果。

食物中的营养成分有助于牙发育。牙齿萌出前,蛋白质能影响牙齿形态、矿化程度,提高牙齿自身的抗龋能力。纤维性食物,如蔬菜、水果等不易黏附在牙齿表面,有一定的清洁作用,能减少龋病的发生。根据"系统炎症性学说",龋病的发生与细菌代谢产物刺激产生的大量氧自由基与机体内源性抗氧自由基失衡进而导致牙体组织的炎性破坏有关。因此,通过进食水果、蔬菜可获取外源性抗氧化剂中和氧自由基的促炎作用,对维持牙体硬组织的健康具有潜在作用。

(四)宿主因素

不同个体对龋病的敏感性是不同的,宿主对龋的敏感性包括唾液成分、唾液流量、牙齿形态结构及机体的全身状况等。

1.牙齿

牙齿的形态、结构、排列和组成受到遗传、环境等因素的影响。牙体硬组织矿化程度、化学组成、微量元素等直接关系到牙齿的抗龋力。牙齿点隙窝沟是龋病的好发部位,牙齿排列不整齐、拥挤及重叠等易造成食物嵌塞,产生龋病。

2.唾液

唾液在龋病发生中起着十分重要的作用。唾液是牙齿的外环境,影响牙发育。唾液又是口腔微生物的天然培养基,影响细菌的黏附、定植及牙菌斑生物膜的形成。唾液的质和量、缓冲能力、抗菌能力及免疫能力与龋病的发生有密切关系;唾液的物理、化学、生物特性的个体差异也是龋病发生个体差异的原因之一。

唾液钙、磷酸盐及钾、钠、氟等无机离子参与牙齿生物矿化,维持牙体硬组织的完整性,促进萌出后牙体硬组织的成熟,也可促进脱矿组织的再矿化。重碳酸盐是唾液重要的缓冲物质,能稀释和缓冲细菌产生的有机酸,有明显的抗龋效应。唾液缓冲能力的大小取决于重碳酸盐的浓度。

唾液蛋白质在龋病的发生中起重要作用。唾液黏蛋白是特殊类型的糖蛋白,吸附在口腔黏膜表面形成一种保护膜,阻止有害物质侵入体内。黏蛋白能凝集细菌,减少对牙齿表面的黏附。唾液糖蛋白能选择性地吸附在牙齿表面形成获得性膜,为细菌黏附提供了有利条件,是牙菌斑生物膜形成的第一步。获得性膜又称为牙菌斑生物膜的基底层,也可以阻止细菌有机酸对牙齿的破坏。富脯蛋白、富酪蛋白及多肽等能与羟磷灰石结合,在维护牙完整性、获得性膜的形成、细菌的黏附定植中起重要的作用。唾液免疫球蛋白还能阻止细菌在牙齿表面的黏附。

3.遗传因素

遗传因素对宿主龋易感性也具有一定的影响。早在 20 世纪 30 年代就有学者对龋病发生与宿主遗传因素的关联进行了调查研究分析。直至近年来,随着全基因组关联分析在人类慢性疾病研究领域的盛行,学者们逐渐开始尝试通过基因多形性分析定位与人类龋病发生相关的基因位点。已发现个别与唾液分泌、淋巴组织增生、釉质发育等相关基因位点的突变与宿主龋病易感性相关。由于龋病的发生还受到细菌生化反应及众多不可预知环境变量因素的影响,关于龋病全基因组关联分析研究的数量还较少,目前尚不能对宿主基因层面的遗传因素和龋病易感性的相关性作出明确的结论。作为困扰人类健康最重要的口腔慢性疾病,宿主与口腔微生物间的相互作用和进化关系,将导致宿主遗传因素在龋病的发生过程中起重要的作用。

(五)时间因素

龋病是发生在牙体硬组织的慢性破坏性疾病,在龋病发生的每一个阶段都需要一定的时间才能完成。从唾液糖蛋白选择性吸附在牙齿表面形成获得性膜、细菌黏附定植到牙菌斑生物膜的形成,从糖类食物进入口腔被细菌利用产生有机酸到牙齿脱矿等均需要时间。从牙菌斑生物膜的形成到龋病的发生一般需要 6～12 个月。在此期间,对龋病的早期诊断、早期干预和预防能有效地降低龋病的发生。因此,时间因素在龋病发生、发展过程和龋病的预防工作领域具有十分重要的意义。

值得注意的是,四联因素必须在特定的环境中才易导致龋病。这个特定的环境往往是牙上的点隙裂沟和邻面触点龈方非自洁区。这些部位是龋病的好发区,而在光滑牙面上很难发生龋病。在龋病的好发区,牙菌斑生物膜容易长期停留,为细菌的生长繁殖、致病创造了条件。同时,这些好发区多为一个半封闭的生态环境,在这样一个环境内中,营养物、细菌等容易进入,使环境内产生的有害物质不易被清除。好发区有利于厌氧菌及兼性厌氧菌的生长和糖酵解产酸代谢的发生,细菌酸性代谢产物在牙菌斑生物膜内堆积,将抑制非耐酸细菌的生长,导致产酸耐酸菌的过度生长,最终导致牙菌斑生物膜生态失衡,形成龋病。

(六)与龋病发生相关的其他环境因素

流行病学研究显示,环境因素,如宿主的行为习惯、饮食习惯等与龋病的发生显著相关。宿主的社会经济地位与龋病的发生也有密切关系。较低的社会经济地位与宿主的受教育程度,对自身健康状态的关注度和认知度,日常生活方式、饮食结构，以及获取口腔医疗的难易程度密切相关。上述各种因素结合在一起，在龋病发生和发展过程中扮演了重要角色。进一步研究发现，口腔卫生习惯与社会经济地位及受教育程度也密切相关，而刷牙的频率对于龋病的发生和发展程度有显著的影响；宿主居住环境的饮用水是否含氟对龋病的发生也有一定的影响。家庭成员的多少与龋病的发生也有密切关系。流行病学调查显示，来自具有较多家庭成员家庭的宿主往往具有较高的龋失补牙指数。

二、临床表现

龋病的破坏过程是牙体组织内脱矿与再矿化交替进行的过程，当脱矿速度大于再矿化，龋病发生。随着牙体组织的无机成分溶解脱矿，有机组织崩解，病损扩大，从釉质进展到牙本质。在这个病变过程中，牙体组织出现色、质及形的改变。

(一)牙齿光泽与颜色改变

龋病硬组织首先累及釉质。釉柱和柱间羟磷灰石微晶体脱矿溶解，牙体组织的折光率发生变化。病变区失去半透明而成为无光泽的白垩色；脱矿的釉质表层孔隙增大，易于吸附外来食物色素，患区即可能呈现棕色、褐色斑。龋坏牙本质也出现颜色改变，呈现灰白、黄褐甚至棕黑色。龋洞暴露时间越长，进展越慢，颜色越深。外来色素、细菌代谢色素产物、牙本质蛋白质的分解变色物质，共同造成了龋坏区的变色。

(二)牙体组织缺损

龋病由于不断地脱矿和溶解而逐步发展，随时间的推移，出现由表及里的组织缺损。早期龋在釉质表现为微小表层损害，逐步沿釉柱方向推进，并在锐兹线上横向扩展，形成锥状病变区。由于釉柱排列的方向，在光滑牙面呈放射状，在点隙裂沟区呈聚合状，光滑牙面上锥形龋损的顶部位于深层，点隙裂沟内锥形龋损的顶部位于表层(图2-4)。

牙本质内矿物质含量较少，龋病侵入牙本质后，破坏速度加快，并易沿釉牙本质界向深层扩展，牙质发生龋损时，由于顺着釉牙本质界扩展，可以使部分釉质失去正常牙本质支持成为无基釉。无基釉性脆，咀嚼过程中不能承受咬合力时，会碎裂、破损，最终形成龋洞。

(三)牙齿光滑度和硬度改变

釉质、牙骨质或牙本质脱矿后都会出现硬度下降。临床上，使用探针检查龋坏变色区有粗糙感,失去原有的光滑度。龋坏使牙体组织脱矿溶解后,硬度下降更为明显,质地软化的龋坏组织用手工器械即可除去。

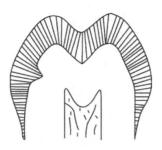

图 2-4　龋损的锥形病变

(四)进行性破坏

牙齿一旦患龋病,就会不断地、逐渐地被破坏,由浅入深、由小而大,牙体组织被腐蚀,成为残冠、残根。牙体组织破坏的同时,牙髓组织受到侵犯,引起牙髓炎症,甚至牙髓坏死,引起根尖周病变。这一过程可能因机体反应的不同、持续时间的长短而有所差异。牙体硬组织一旦出现缺损,若不经过治疗,或龋病发生部位的环境不变,病变过程将不断发展,难以自动停止,缺失的牙体硬组织不能自行修复愈合。

(五)好发部位

龋病的发生,必然首先要在坚硬的牙齿表面上出现一处因脱矿而破坏了完整性的突破点。这个突破点位于牙菌斑生物膜——牙齿表面的界面处。如果牙菌斑生物膜存在短时期就被清除,如咀嚼或刷洗,脱矿作用中断,已出现的脱矿区可由于口腔环境的再矿化作用得以修复。

牙齿表面一些细菌易于藏匿,而不易被清除的隐蔽区就成为牙菌斑生物膜能长期存留而引起龋病的好发部位。临床上,将这些部位称为牙齿表面滞留区,常见的有点隙裂沟的凹部、两牙邻接面触点的区域及颊(唇)面近牙龈的颈部(图 2-5)。牙面自洁区指咀嚼运动中,借助于颊(唇)肌和舌部运动、纤维类食物的摩擦及唾液易于清洗的牙齿表面。在这些部位细菌不易定居,故不易形成牙菌斑生物膜,龋病也就不易发生。自洁区是牙尖、牙嵴、牙面轴角和光滑面部位。

1.好发牙

由于不同牙的解剖形态及其生长部位的特点有别,龋病在不同牙的发生率也不同。流行病学调查资料表明,乳牙列中以下颌第 2 乳磨牙患龋最多,顺次为上颌第 2 乳磨牙、第 1 乳磨牙、乳上前牙,患龋最少的是乳下前牙(图 2-6)。在恒牙列中,患龋最多的是下颌第 1 磨牙,顺次为下颌第 2 磨牙、上颌第 1 磨牙、上颌第 2 磨牙、前磨牙、第 3 磨牙、上前牙,最少为下前牙(图 2-7)。

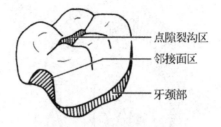

图 2-5　牙齿表面滞留区

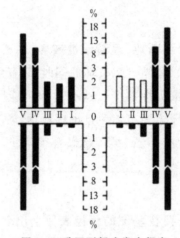

图 2-6　乳牙列龋病发生频率

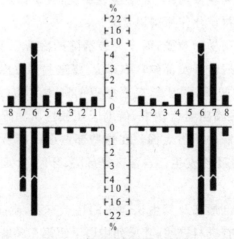

图 2-7　恒牙列龋病发生频率

从不同牙的患龋率情况来看,牙面滞留区多的牙,如点隙沟最多的下颌第1磨牙和形态酷似它的第2乳磨牙,其患龋率最高;牙面滞留区最少的下前牙,龋病发生最少。下颌前牙舌侧因有下颌下腺和舌下腺在口底的开口,唾液的清洗作用使其不易患龋病。

2.好发牙面

同一个牙上龋病发病最多的部位是咬合面,其次是邻面、颊(唇)面,最后是舌(腭)面。

面是点隙裂沟滞留区最多的牙面,其患龋率也最高,特别是在青少年中。邻面触点区在接触紧密且龈乳突正常时,龋病不易发生。但随着年龄增长,触点磨损,牙龈乳突萎缩或牙周疾病导致邻面间隙暴露,形成的滞留区中食物碎屑和细菌均易于堆积隐藏,难于自洁,也不易人工刷洗,龋病发生频率增加。

唇颊面是牙齿的光滑面,有一定的自洁作用,也易于牙刷清洁。后牙的颊沟、近牙龈的颈部是滞留区,龋病易发生。在舌腭面既有舌部的摩擦清洁,滞留区又少,很少发生龋齿。在某些特殊情况下,如牙齿错位、扭转、阻生及排列拥挤时,可以在除邻面以外的其他牙面形成滞留区,牙菌斑生物膜长期存留,发生龋病。

3.牙面的好发部位

第1和第2恒磨牙龋病最先发生的部位以中央点隙为最多,其次为𬌗面的远中沟、近中沟、颊沟和近中点隙。在点隙裂沟内,龋损最早发生于沟底部,在沟的两侧壁,随着病变扩展,才在沟裂底部融合。在牙的邻接面上,龋损最早发生的部位,在触点的龈方。该部位的菌斑极易长期存留,而不易被清除(图2-8)。

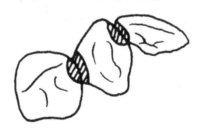

图2-8　龋病好发部位

三、临床分类

临床上,可以根据龋损破坏的进展速度、龋损发生在牙面上的解剖部位及龋损破坏的深度进行分类。

(一)按龋损破坏的进展速度分类

1.急性龋

急性龋多见于儿童或青年人。病变进展速度较快,病变组织颜色较浅,呈浅棕色,质地较软而且湿润,很容易用挖器剔除。急性龋病变进展较快,修复性牙本质尚未形成,或者形成较少,容易波及牙髓组织,产生牙髓病变。

2.猖獗龋

猖獗龋是一种特殊龋病,破坏速度快,多数牙在短期内同时患龋,常见于颌面部及颈部接受放射治疗的患者。干燥综合征患者及一些有严重全身性疾病的患者中,由于唾液缺乏或未注意口腔卫生,亦可能发生猖獗龋。

甲基苯丙胺吸食者口腔也常见猖獗龋,可能与甲基苯丙胺在体内产生大量氧自由基,破坏下丘脑细胞线粒体功能,抑制下丘脑-腮腺内分泌系统对牙本质小管液体正常流动速度和方向的调控有关。

3.慢性龋

慢性龋临床上多见,牙体组织破坏速度慢,龋坏组织染色深,呈黑褐色,病变组织较干硬。

4.静止龋

静止龋是由于在龋病发展过程中环境发生变化,隐蔽部位变得开放,原有致病条件发生了变化,龋病不再继续进行,但损害仍保持原状,处于停止状态。邻面龋损由于相邻牙被拔除,受损的表面容易清洁,牙齿容易受到唾液缓冲作用和冲洗力的影响,龋病病变进程自行停止,咬合面的龋损害,由于咀嚼作用,可能将龋病损害部分磨平,菌斑不易堆积,病变因而停止,成为静止龋。

(二)按龋损发生在牙面上的解剖部位分类

1.窝沟龋

牙齿的咬合面窝沟是釉质的深盲道,不同个体牙面上窝沟的形态差异较大。形态学上窝沟可以分为很多类型:V型,窝沟的顶部较宽,底部逐渐狭窄;U型,从顶到底部窝沟的宽度相近;I型,窝沟呈一非常狭窄的裂缝;IK型,窝沟呈狭窄裂缝带底部宽的间隙。关于牙发育过程中窝沟的形成,以及不同个体、不同牙齿,窝沟的形态差异是牙发育生物学研究的重要领域。

窝沟的形态和窝沟口牙斜面的夹角大小与龋病发病和进展速度密切相关。窝沟宽浅者较深窄者不易发生龋损,窝沟口斜面夹角小者比夹角大者易于产生龋损。在窝沟发生龋病时,损害从窝沟基底部位窝沟侧壁产生损害,最后扩散到基底,龋损沿着釉柱方向发展而加深,达到牙本质,沿釉牙本质界扩散(图2-9)。

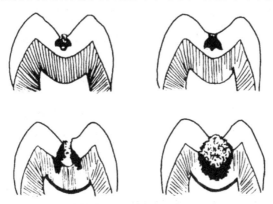

图2-9　窝沟龋的发展过程

窝沟龋损可呈锥形破坏,锥形的底部朝牙本质,尖向釉质表面,狭而深的窝沟处损害更为严重,龋病早期釉质表面没有明显破坏。

2.平滑面龋

平滑面龋是发生在点隙窝沟的龋损,分为邻面龋和颈部龋。邻面龋是发生于近远中触点处的损害,颈部龋则发生于牙颊面或舌面,靠近釉牙骨质界处。釉质平滑面龋病损害呈三角形,其底朝釉质表面,尖向牙本质。当损害达到釉牙本质界时,损害沿釉牙本质界向侧方扩散,在正常釉质下方逐渐发生潜行性破坏。

3.牙根面龋

由于牙颈部的暴露,龋病会在牙根面发生,可以从牙骨质或直接从牙本质表面形成牙根面龋。这种类型的龋病损害主要发生于牙龈退缩、根面外露的老年人牙列。由于牙骨质和牙本质的有机成分多于釉质,龋损的破坏速度快。现代人群中的根面龋,最常发生于牙根的颊面和舌面。

4.线形釉质龋

线形釉质龋是一种非典型性龋病损害,常见于拉丁美洲和亚洲的儿童乳牙列。这种损害主要发生于上颌前牙唇面的新生线处或更确切地说是新生带处。新生带代表出生前和出生后形成的釉质的界限,是所有乳牙具有的组织学特征。乳上颌前牙釉质表面的新生带部位产生的龋病损害呈星月形,其后续牙对龋病的易感性也较强。

(三)按龋损破坏的深度分类

根据病变深度,龋病可以分为浅龋、中龋和深龋。这种分类方法在临床上最为常用。

1.浅龋

浅龋指牙冠部釉质龋和牙根部牙骨质龋。龋损涉及釉质或牙骨质浅层,患者一般无症状,釉质出现黄褐色、黑棕色改变,没有形态和质地的改变。

2.中龋

龋病从釉质发展到了牙本质浅层,称为中龋。牙本质的成分中矿物质含量明显少于釉质,结构上也因牙本质小管的存在,易于被细菌侵入。龋病横向沿牙釉本质界迅速扩展,纵向顺牙本质小管深入,脱矿的牙本质变软变色,使龋坏部位上方形成无基釉。随着龋损不断扩展,无基釉不胜咀嚼负荷而折裂、崩塌,暴露出下方已龋坏的牙本质,形成龋洞。

患中龋时,牙本质受到病损破坏,细菌及其代谢产物和口腔内各种刺激,均作用于牙本质-牙髓复合体,令暴露的牙本质部位产生死区和钙化区,相关的牙髓部位形成修复性牙本质,可起到一定减缓刺激及保护牙髓的作用。

3.深龋

深龋是指牙本质深层龋。龋病在牙本质深层易于扩散而形成较深的开放性龋洞。深龋牙本质暴露较多,深洞底仅有薄层牙本质,病变区已接近牙髓,外界刺激通过牙本质-牙髓复合体的传导和反应,可能出现牙髓组织的病变。

牙本质-牙髓复合体反应与龋病类型有关。急性深龋的修复性反应较少,脱矿性破坏区较宽,再矿化牙本质修复区很窄,微生物一般存在于外层的腐败区,牙髓组织有明显的反应,修复性牙本质缺乏。反之,慢性深龋的修复性反应强,脱矿破坏区较窄,再矿化牙本质修复区较宽,但微生物有可能存在脱矿区或再矿化区内,牙髓组织轻度病变,有修复性牙本质形成。

(四)按龋损发生与牙体修复治疗的关系分类

1.原发龋

未经治疗的龋损称为原发龋。

2.继发龋

龋病经充填治疗后,在充填区再度发生的龋损称为继发龋。常发生于充填物边缘或窝洞周围牙体组织上,也可因洞的制备(备洞)时龋坏组织未除净,以后发展而成。继发龋又分为洞缘继发龋和洞壁继发龋,常需重新充填。

3.余留龋

余留龋是手术者在治疗深龋时,为防止穿通牙髓,于洞底有意保留下来的少量软龋,经过药物特殊处理,龋坏不再发展,这和继发龋有所不同。

（五）其他龋病分类

临床上，按照龋损破坏的牙面数可以分为单面龋、复面龋、多面龋和复杂龋。多面龋是指 1 颗牙上有 2 个以上的牙面发生龋损，但不联结在一起；复杂龋指龋损累及 3 个及 3 个以上牙面。复面龋或复杂龋的各面损害可以相互连接，也可相互不连接。

四、诊断

龋病是一种慢性进行性、破坏性疾病。从细菌开始在牙齿表面的黏附与定植，形成牙菌斑生物膜，到引起临床上肉眼可见的龋损发生，一般需要 6～12 个月。对龋病的早期诊断、早期治疗、早期预防有着十分重要的意义，它能有效地阻止龋病的进一步发展。一般情况下，用常规检查器械即可作出正确诊断；对某些疑难病例，可以采用 X 线检查或其他的特殊检查方法。

（一）常规诊断方法

1.视诊

对患者主诉区龋病好发部位的牙齿进行仔细检查，注意点隙裂沟区有无变色发黑，周围有无呈白垩色或灰褐色的釉质，有无龋洞形成；邻面边缘嵴区有无釉质下的墨渍变色，有无可见的龋洞。对牙冠颈缘区的观察应拉开颊部，充分暴露后牙颊面，以免漏诊。视诊应对龋损是否存在、损害涉及的范围程度得出初步印象。

2.探诊

运用尖锐探针对龋损部位及可疑部位进行检查。检查时应注意针尖部能否插入点隙裂沟及横向加力能否钩挂在点隙中。如龋洞已经形成，则应探查洞的深度及范围，软龋质的硬度和量的多少。怀疑邻面龋洞存在又无法通过视诊发现时，主要利用探针检查邻面是否有明显的洞边缘存在，有无钩挂探针的现象。

探诊也可用作机械刺激，探查龋洞壁及釉牙本质界和洞底，观察患者有无酸痛反应。深龋时，应用探针仔细检查龋洞底、髓角部位，有无明显探痛点及有无穿通髓腔，以判断牙髓状态及龋洞底与牙髓的关系。在进行深龋探察时，为了弄清病变范围，有时还必须进行诊断性备洞。

3.叩诊

无论是浅、中、深龋，叩诊都应呈阴性反应。就龋病本身而言，并不引起牙周组织和根尖周围组织的病变，故叩诊反应为阴性。若龋病牙出现叩痛，应考虑并发症出现。

(二)特殊诊断方法

1.温度诊法

龋病的温度诊主要用冷诊检查。采用氯乙烷棉球或细冰棍置于被检牙面,反应敏锐且定位准确,效果较好;也可用乙醇棉球或冷水刺激检查患牙。以刺激是否迅速引起尖锐疼痛,刺激去除后,疼痛是立即消失,还是持续存在一段时间来判断病情。

热诊则可用烤热的牙胶条进行检查。温度诊应用恰当,对龋病的诊断,尤其是深龋的诊断很有帮助。采用冰水或冷水刺激时,应注意水的流动性可影响龋损的定位,并与牙颈部其他原因所致牙本质暴露过敏相鉴别。

2.牙线检查

邻面触点区的龋坏或较小龋洞不易直接视诊,探针判定有时也有困难,可用牙线从牙相邻面间隙穿入,在横过邻面可疑区时,仔细做水平向拉锯式运动,以体会有无粗糙感,有无龋洞边缘挂线感;牙线从牙颈部间隙拉出后,观察有无发毛、断裂痕等予以判断。注意应与牙石相鉴别。

3.X线检查

隐蔽的龋损在不能直接视诊且探诊也有困难时,可通过X线检查辅助诊断,如邻面龋、潜行龋、充填物底壁及周缘的继发龋。龋损区因脱矿而在牙体硬组织显示出透射度增大的阴影,确定诊断。临床上,邻面龋诊断很困难,必须通过X线检查进行确诊。

邻面龋应与牙颈部正常的三角形低密度区鉴别:龋损表现为形态不一、大小不定的低密度透射区;釉质向颈部移行逐渐变薄形成的三角形密度减低区形态较规则,相邻牙颈部的近远中面对称出现。

继发龋应与窝洞底低密度的垫底材料相区别:后者边缘锐利,与正常组织分界明显。此外,X线检查还可以判断深龋洞底与牙髓腔的关系。可根据两者是否接近、髓角是否由尖锐变得低平模糊、根尖周骨硬板是否消失及有无透射区,间接了解牙髓炎症程度,与深龋鉴别。应当注意X线检查是立体物体的平面投影,存在影像重叠,易变形失真。当早期龋损局限于釉质或范围很小时,照片难以表现,对龋髓关系的判断必须结合临床检查。

4.诊断性备洞

诊断性备洞是指在未麻醉的条件下,通过钻磨牙体,根据患者是否感到酸痛,来判断患牙是否有牙髓活力。诊断性备洞是判断牙髓活力最可靠的检查方法,但由于钻磨时要去除牙体组织或破坏修复体,该方法只有在其他方法都不能判定牙髓状况时才考虑采用。

(三)诊断新技术

龋病是牙体组织的慢性进行性细菌性疾病,可发生于牙的任何部位,主要特征是牙齿色、形、质的改变。这种典型的病理学改变对龋病的临床诊断有重要参考价值。目前,临床上主要靠临床检查和X线检查来诊断龋病,但对隐匿区域发生的龋坏和早期龋的临床诊断比较困难。随着科学技术的高速发展,一些新的技术和方法被用于龋病的诊断,进而大大提高了龋病诊断的准确性和灵敏性。

1.光导纤维透照技术

光导纤维透照技术是利用光导纤维透照系统对可疑龋坏组织进行诊断。其原理是基于龋坏组织对光的透照指数低于正常组织,因而显示为较周围正常组织色暗的影像。

光导纤维透照技术的具体使用方法是在检查前让患者漱口以清除牙面的食物残渣,如有大块牙石也应清除,然后将光导纤维探针放在所要检查的牙邻面触点以下,颊、舌侧均可,通过𬌗面利用口镜的反光作用来观察牙面的透射情况。起初,光导纤维透照技术诊断灵敏性不高的原因是通过光导纤维所发散出来的光束过于分散,所显示牙面的每个细节不那么清楚,而导致漏诊。新近使用的光导纤维系统是采用装有石英光圈灯的光源和一个变阻器,前者可发散出一定强度的光,后者则可使光的强度达到最大。检查时需要用口镜、光导纤维探针,探针的直径在0.5 mm左右,以便能放入内宽外窄的牙间隙中并产生一道窄的透照光。

光导纤维透照技术诊断邻面牙本质龋具有重复性好、使用方便、无特殊技术要求、患者无不适感、对医患均无放射线污染、无重影、无伪影等优点,使之日益成为诊断邻面龋的较好方法之一。光导纤维透照技术作为一项新的诊断邻面龋的技术,较X线检查更为优越。随着研究的进一步深入,通过对光导纤维系统的改进,如光束强度、发散系数及探针的大小,一定会日臻完善。

2.电阻抗技术

点隙裂沟是龋病好发的部位之一。一般来说,临床上依其色、形、质的改变,凭借肉眼和探针是可以诊断的。对咬合面点隙裂沟潜行性龋,仅靠肉眼和探针易漏诊。电阻抗技术主要用于在咬合面点隙裂沟龋的诊断,方法简单、灵敏、稳定。

电阻抗技术是利用电位差测定牙的电阻来诊断龋病的一种方法。该技术通过特制的探针测量牙的电阻,探针头可发出较小的电流,通过釉质、牙本质、髓腔后由手柄返回该仪器。研究表明,釉质的电阻最高,随着龋病的发展,电阻逐渐下降。操作者将探针尖放在所检查牙的某几个部位上,仪器上便可显示出数据来说明该部位是正常的或是脱矿,以及脱矿程度,同时做出永久性的数据记录。

3.超声波技术

超声波技术是用超声波照射到牙齿表面,通过测量回音的强弱来判断是否有龋病及其损害程度的一种方法。目前,常用的超声波是中心频率为 18 MHz 的超声波。

假设完整釉质的含矿率为 100%,有一恒定的超声回音,脱矿釉质或釉牙本质界处的回音率则大不相同。它们回音率的大小与龋坏组织中含矿物质量的多少有着明显的关系,只要所含矿物质量有很小的变化,超声回音将有很大的改变,进一步的研究还在进行中。超声波对龋病的诊断,特别是早期龋病的发现上将有很大的推进作用。

4.弹性模具分离技术

弹性模具分离技术是从暂时牙分离技术发展起来的一种新的龋病诊断技术。主要原理是利用物体的楔力将紧密接触的相邻牙暂时分开,以达到诊断牙邻面龋,并加以治疗的一种方法。

弹性分离模具主要由一圆形的富有弹性的橡皮圈和一带有鸟嘴的钳子组成。使用时将橡皮圈安装在钳子上,轻而缓慢地打开钳子。这时圆形的橡皮圈变成长椭圆形,将其下半部分缓缓放进牙齿之间的接触区内,然后取出钳子,让橡皮圈留在牙间隙内;1 周以后,两颗原来紧密接触的牙间将出现一个 0.5~1.0 mm 大小的间隙,观察者即可从口内直接观察牙接触区域内的病变情况。观察或治疗完毕,取出模具,牙之间的间隙将在 48 小时内关闭。

弹性模具分离技术可用来诊断临床检查和 X 线检查不能确诊的根部邻面龋;使预防性制剂直接作用于邻面;便于观察龋坏的发展和邻面龋的充填。该技术的优点是能明确判断邻面有无龋坏;提供一个从颊舌向进入邻面龋坏组织的新途径;无放射线污染;患者可耐受,迅速、有效、耗费低;广泛用于成人、儿童的前、后牙邻面。对于邻面中龋洞形的制备,采用该方法后可不破坏边缘嵴,可避免充填物悬突的产生。该技术存在的主要问题是增加患者就诊次数;可出现咬合不适;如果弹性模具脱落,将导致诊断和治疗的失败;可能会给牙龈组织带来不必要的损伤等。

弹性模具分离技术给邻面龋的诊断和治疗带来了方便,它不但避免了 X 线检查在诊断邻面龋时的重叠、伪影现象,减少了污染,而且使邻面龋的诊断更为直接、准确。

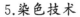

5.染色技术

染色技术为使用染料对可疑龋坏组织染色,通过观察正常组织与病变组织不同的着色诊断龋病。通常用1%的碱性品红染色,有病变的组织着色从而有助于鉴别。

临床上,将龋坏组织分为不可再矿化层和可再矿化层。这两层的化学组成不同,可通过它们对染料的染色特性来诊断龋病的有无及程度。

6.定量激光荧光法

定量激光荧光法是对釉质脱矿的定量分析,成为一种探察早期龋的非创伤性的敏感方法。其原理是运用蓝绿范围的可见激光作为光源,激发牙产生激光,根据脱矿釉质与周围健康釉质荧光强度的差异来定量诊断早期龋。由氩离子激光器发出的蓝绿光激发荧光,用高透过的滤过镜观察釉质在黄色区域发出的荧光,可滤过牙的散射蓝光,脱矿的区域呈黑色。临床研究表明,定量激光荧光法能提高平滑面龋、沟裂龋早期诊断的准确性及敏感性,还能在一定时期内对龋损的氟化物治疗进行追踪观察,以了解病变的再矿化情况。定量激光荧光法对龋病的早期诊断、早期预防及早期治疗都有积极的意义。随着研究的不断深入,人们在寻求便捷的光源、适合的荧光染色剂、准确可靠的数据分析方法。相关的新技术有染色增强激光荧光、定量光导荧光、光散射及激光共聚焦扫描微镜等。

7.其他新兴技术

增加视野的方法,如白光内镜技术、光性龋病监测器、紫外光诱导的荧光技术、龋坏组织碳化等放大技术、不可见光影像技术、数字根尖摄影技术、数字咬翼摄影技术及放射屏幕影像技术等。

龋病诊断方法很多,传统的口镜探针检查法、X线检查法及各种新技术均有一定的价值。每种方法都各有其优缺点,没有任何一种方法可以对所有牙位、牙面的龋坏作出明确诊断。光导纤维透照技术主要用于邻面龋的诊断,电阻抗技术多用于𬌗面沟裂龋的诊断,超声波技术主要用于早期龋的诊断,而弹性模具分离技术则主要用于邻接面隐匿龋的诊断等。因此,尚需研究和开发新的龋诊断技术和诊断设备,使之趋于更加准确和完善。

(四)鉴别诊断

点隙裂沟浅龋因其部位独特,较易判断。光滑面浅龋在早期牙体缺损不明显阶段,只有光泽和色斑状改变,与非龋性牙体硬组织疾病有相似之处。

1.釉质钙化不全

牙发育期间,釉质在钙化阶段受到某些因素干扰,造成釉质钙化不全,表现为釉质局部呈现不规则的不透明、白垩色斑块,无牙体硬组织缺损。

2.釉质发育不全

牙发育过程中,釉质基质的形成阶段受到某些因素的影响,造成釉质发育不全。表现为釉质表面有点状或带条状凹陷牙质缺损区,有白垩色、黄色或褐色的改变。

3.氟斑牙

牙发育期间,摄取过多氟,造成慢性氟中毒,引起氟斑牙。依据摄氟的浓度、时间,影响釉质发育的阶段和程度,以及个体差异,而显现不同程度的釉质钙化不良,甚至合并釉质发育不全。釉质表现为白垩色横线或斑状,多数显现黄褐色变,重症合并有牙体硬组织的凹陷缺损。

以上3种牙体硬组织疾病与龋病的主要鉴别诊断要点如下。

(1)光泽度与光滑度:发育性釉质病虽有颜色改变,但一般仍有釉质光泽,且表面光滑坚硬。龋病是牙萌出后的脱矿病变,牙齿颜色出现白垩色、黄褐色,同时也失去釉质的光泽,探查有粗糙感。

(2)病损的易发部位:发育性疾病遵循牙发育矿化规律,从牙尖开始向颈部推进,随障碍出现时间不同,病变表现在不同的平面区带。龋病则在牙面上有其典型的好发部位,如点隙裂沟内、邻面区、唇(颊)舌(腭)面牙颈部,一般不发生在牙尖、牙嵴及光滑面的自洁区。

(3)病变牙对称性的差别:发育性疾病绝大多数是受全身性因素的影响。在同一时期发育的牙胚,均受连累,表现出左右同名牙病变程度和部位的严格对称性。龋病有对称性发生趋势,只是基于左右同名牙解剖形态相同,好发部位近似。就个体而言,其病变程度和部位并不同时出现严格的对称性。

(4)病变进展性的差别:发育性疾病是既成的发育障碍结果,牙齿萌出于口腔后,病变呈现静止状,不再继续进展,也不会消失。龋病则可持续发展,色泽由浅变深,质地由硬变软,牙体硬组织由完整到缺失,病损出小变大、由浅变深。若菌斑被除净,早期白斑状龋损也有可能因再矿化作用而消除。

中龋一般较易作出诊断。患者有对甜、酸及过冷过热刺激出现酸痛感,刺激去除后痛感立即消失的症状;检查时,患牙有中等深度的龋洞,探针检查洞壁有探痛,冷诊有敏感反应;必要时可做X线检查予以确诊。中龋的症状源于龋洞内牙本质的暴露,与非龋性的牙本质暴露所表现的过敏症状是类似的。

牙本质过敏症是指由非龋性原因,引起牙本质暴露于口腔环境所表现的症状和体征。多见于咬合面和牙颈部,由于咀嚼或刷牙的磨耗,失去釉质,暴露出光滑平整的牙本质。病变区的颜色、光泽和硬度均相似于正常牙本质。用探针检查牙本质暴露区,患者有明显的酸痛感,与中龋的缺损成洞、颜色变深、质地软化病变易于区别。

五、非手术治疗

龋病是一种进行性疾病。在一般情况下,不经过治疗不会停止其破坏过程,而治疗不当也易再次发病。龋病引起的牙体组织破坏所致组织缺损,不可能自行修复,必须用人工材料修复替代。由于牙体组织与牙髓组织关系十分密切,治疗过程中,必须尽量少损伤正常牙体组织,以保护牙髓-牙本质复合体。

龋病的治疗方法较多,不同程度的龋损可以有所选择。早期釉质龋可采用非手术治疗以终止发展,或使龋损消失。出现牙体组织缺损的龋病,应采用手术治疗,即充填术治疗,是龋病治疗使用最多的方法。深龋近髓应采取保护牙髓的措施,再进行牙体修复术。

龋病的非手术治疗是指用药物、渗透树脂或再矿化法进行的治疗,不采用牙钻或其他器械备洞。

(一)适应证

早期釉质龋尚未形成龋洞者,损害表面不承受咀嚼压力。邻面龋病变深度至釉质或牙本质的外 1/3 范围内,尚未形成龋洞者。静止龋,致龋的环境已经消失,如咬合面磨损,已将点隙磨掉;邻面龋由于邻接牙已被拔除,龋损面容易清洁,不再有菌斑堆积。

对于龋病已经造成实质性损害,且已破坏牙体形态的完整,此种牙在口腔内保留的时间不长,如将在 1 年内被恒牙替换的乳牙。患者同意或拔除患牙或做非手术治疗,暂留待其自然脱落。

(二)常用方法

先用器械将损害面的菌斑去除,再用细砂石尖将病损牙面磨光,然后用药物处理牙齿表面。

1.氟化物

75%氟化钠甘油、8%氟化亚锡液或单氟磷酸钠液等氟化物中的氟离子能取代羟磷灰石中的羟基形成氟磷灰石,促进釉质脱矿区再矿化,增加牙体组织的抗酸能力,阻止细菌生长,抑制细菌代谢产酸的作用,减少菌斑形成。因此,可以终止病变、恢复矿化。氟化物对软组织无腐蚀刺激,不使牙变色,使用安全有效。

2.硝酸银

10%的硝酸银液或硝酸铵银液均有很强的腐蚀、杀菌和收敛作用。使用时用丁香油或10%甲醛溶液作为还原剂,生成黑色还原银,若用2.5%碘酊则生成灰白色碘化银。两者都有凝固蛋白质、杀灭细菌、渗透沉积并堵塞釉质孔隙和牙本质小管的作用,可封闭病变区,终止龋病发展。硝酸银对软组织有腐蚀凝固作用,并使牙体组织变黑,一般只用于乳牙或恒牙后牙,不用于牙颈部病损的治疗。

釉质发育不全继发的大面积浅碟状龋可以适当磨除边缘脆弱釉质,光滑面浅龋也可视情况稍加磨除。

3.渗透树脂

渗透树脂是具有较高渗透系数的低黏度光固化树脂。这种树脂在较短的作用时间内可以迅速地渗透入脱矿釉质的微孔中,经过固化以后可以阻止病变进展,并有效地抵抗口腔环境的脱矿作用,增强树脂渗透病变区的强度。

通过低黏度光固化树脂取代邻面龋白垩色病变区的脱矿物质,并在病变体部形成屏障,从而终止病变进展,主要适用于邻面龋病变深度至釉质或牙本质的外1/3范围内,尚未形成龋洞者。

4.再矿化治疗

对脱矿而硬度下降的早期釉质龋,用特配的再矿化液治疗使钙盐重新沉积,进行再矿化,恢复硬度,从而消除龋病。这是近年来治疗早期龋的新疗法,有一定的临床效果。

主要适用于位于光滑面(颊、舌、腭或邻面)的白垩斑。以青少年效果更佳,对龋病活跃的患者,也可作预防用。

再矿化液有单组分和复合组分两类。近年来更趋向用复合组分,主要为氟盐、钙盐和磷酸盐类,以下介绍两种。①单组分:氟化钠0.2 g;蒸馏水1 000 mL。②复合组分:氯化钠8.9 g;磷酸三氢钾6.6 g;氯化钾11.1 g;氟化钾0.2 g;蒸馏水1 000 mL。用作含漱剂,每天含漱。用作局部涂擦,暴露釉质白斑区,清洗刮治干净、隔湿、干燥,用小棉球饱浸药液放置于白斑处。药液对组织无损伤,患者也可自行使用。

六、充填治疗

龋病充填治疗又称手术治疗,主要步骤是制备洞形,去除病变组织,按一定要求将洞制作成合理的形状,再将修复材料填入洞内,恢复牙的功能与外形。其性质与一般外科手术相似。

(一)龋洞的分类

在临床中,根据龋病发生的部位和程度将龋洞进行分类,常用的有根据部位的简单分类和广泛使用的 Black 分类法。随着牙体修复技术和材料的发展,出现了一些新的分类方法。

1.根据部位分类

通常把仅包括 1 个牙面的窝洞称为单面洞。如窝洞位于殆面者称为殆面洞,位于近中邻面者称为近中邻面洞。以此类推还有远中邻面洞、颊(舌)面洞等。若窝洞同时包括 2 个或 2 个以上牙面时,以所在牙面联合命名,如近中邻殆洞、远中邻殆洞、颊殆洞等,通常称为双面洞或复杂洞。为方便记录,通常使用英文首字母大写表示,如 M(mesial)代表近中邻面,D(distal)代表远中邻面,O(occlusal)代表殆面,B(buccal)代表颊面,L(Lingual)代表舌面,La(Labial)代表唇面。复杂洞记录时可将颊殆洞写做 BO,近远中邻殆洞写作 MOD,依此类推。

2.Black 分类法

Black 分类法是根据龋洞发生的部位和破坏程度,将制备的窝洞进行分类,这种分类法在临床上广泛使用。

(1)Ⅰ类洞:发生在所有牙齿表面发育点隙裂沟的龋损所备成的窝洞称为Ⅰ类洞,包括磨牙和前磨牙咬合面的点隙裂沟洞,下磨牙颊面和上磨牙腭面的沟、切牙舌面窝内的洞(图 2-10)。

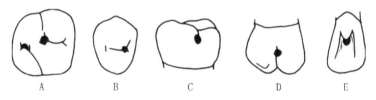

A B C D E

图 2-10 点隙裂沟龋洞、Ⅰ类洞形

(2)Ⅱ类洞:发生在后牙邻面的龋损所备的窝洞称为Ⅱ类洞。包括磨牙和前磨牙的邻面洞、邻颊面洞、邻舌面洞和邻面洞。如邻面龋损破坏到咬合面,也属于Ⅱ类洞(图 2-11)。

(3)Ⅲ类洞:前牙邻面未累及切角的龋损所备成的窝洞。包括切牙和尖牙的邻面洞、邻舌面洞和邻唇面洞。如果病变扩大到舌面或唇面,也属于此类洞。

(4)Ⅳ类洞:前牙邻面累及切角的龋损所备成的窝洞称为Ⅳ类洞。

(5)Ⅴ类洞:所有牙的颊(唇)舌面颈 1/3 处的龋损所备成的窝洞。包括前牙和后牙颊舌面的颈 1/3 洞,但未累及该面的点隙裂沟者,统称为Ⅴ类洞。

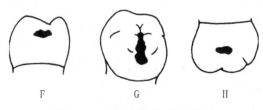

F　　　　　　　G　　　　　　　H

图 2-11　后牙邻面龋、Ⅱ类洞形

由于龋损部位的多样化,Black 分类法已不能满足临床的需要。有学者将前牙切嵴上或后牙牙尖上发生的龋洞制备的窝洞又列为一类,称为"Ⅵ类洞"。也有人将前磨牙和磨牙的近中面-粭面-远中面洞叫作"Ⅵ类洞"。

3.根据龋病发生的部位和程度分类

随着粘接修复技术和含氟材料再矿化应用的发展,现代龋病治疗提倡最大限度保留牙体硬组织。根据龋病发生的部位和程度,将龋洞分为以下类型。

(1)龋洞发生的 3 个部位。①后牙粭面或其他光滑牙面点隙裂沟龋洞。②邻面触点以下龋洞。③牙冠颈部 1/3 龋洞或者牙龈退缩后根面暴露发生的龋洞。

(2)龋洞的 4 种程度。①龋坏仅少量侵及牙本质浅层,但不可通过再矿化治疗恢复。②龋坏侵及牙本质中层,洞形预备后余留釉质完整并有牙本质支持,承受正常咬合力时不会折裂,剩余牙体硬组织有足够的强度支持充填修复体。③龋坏扩大并超过了牙本质中层,余留牙体硬组织支持力减弱,在正常粭力时可能导致牙尖或牙嵴折裂,洞形预备需要扩大使修复体能为余留牙体硬组织提供足够的支持和保护。④龋坏已造成大量的牙体硬组织缺损。

这种洞形分类方法弥补了 Black 分类法的不足,如发生在邻面仅侵及牙本质浅层的龋洞。

(二)洞形的基本结构

为了使充填修复术达到恢复牙齿外形和生理性功能,使充填修复体承受咀嚼压力并不脱落,必须将病变的龋洞制备成一定形状结构。

1.洞壁

经过制备具有特定形状的洞形,由洞内壁所构成。内壁又分为侧壁和髓壁。侧壁是与牙齿表面相垂直的洞壁,平而直。在冠部由釉质壁和牙本质壁所组成,在根部由牙骨质壁和牙本质壁所组成。髓壁为位于洞底,被覆于牙髓,与侧壁相垂直的洞壁。洞壁可以按其内壁相邻近的牙面命名,如 1 个粭面洞具有 4 个侧壁,即颊壁、近中壁、舌壁、远中壁,位于洞底的为髓壁,位于轴面洞底的为轴壁。

牙轴面洞近牙颈的侧壁称为颈壁。

2.洞角

内壁与内壁相交处形成洞角。两个内壁相交成为线角,3个内壁相交成为点角,线角与点角都位于牙本质。

3.洞缘角

洞侧壁与牙齿表面的交接线为洞缘角。

4.线角

线角是依其相交接的两个内壁而定。点角依其相交接的3个内壁而定。以邻殆面洞的轴面洞为例,有颊轴线角、舌轴线角、龈轴线角。还有颊龈轴点角和舌龈轴点角。在洞底轴髓壁和殆髓壁的交接处,称轴髓线角。

(三)抗力形

抗力形是使充填修复体和余留牙能够承受咬合力而不会破裂的特定形状,是充填修复体承受咬合力后与余留牙体组织之间内应力的展现。如果应力集中,反复作用而达到一定程度时,充填修复材料或者牙体组织可能破裂而导致充填失败。抗力形的设计应使应力得以均匀地分布于充填修复体和牙体组织上,减少应力的集中。抗力形的基本结构有以下3种。

1.洞形深度

洞形达到一定深度时,充填修复体才能获得一定的厚度和强度,使充填体稳固在洞内。洞底必须建立在牙本质上,才能保证一定的深度,同时牙本质具有弹性,可更好地传递应力。若将洞底建立在釉质上,深度不够,受力后充填修复体可能脆裂。

洞的深度随充填修复材料强度的改进,已有减少,后牙洞深度以达到釉牙本质界下0.2~0.5 mm为宜。前牙受力小,牙体组织薄,可达到釉牙本质界的牙本质面。龋坏超过上述深度,制洞后以垫底材料恢复时,至少应留出上述深度的洞形,以容纳足够厚度的充填材料。

2.箱状结构

箱状洞形的特征是洞底平,壁直,侧壁与洞底相垂直,各侧壁之间相互平行(图2-12)。箱状洞形不产生如龋损圆弧状洞底的应力集中,平坦的洞底与殆力方向垂直,内应力能均匀分布。箱状洞形充填修复体的厚度基本一致,不会出现圆弧洞形逐渐减薄的边缘,薄缘常因强度不足,受力后易折断。厚度均匀一致的充填修复体,可以更好地显现材料抗压性能。箱状洞形锋锐的点、线角,受力时会出现应力集中,洞底与侧壁的交角应明确而圆钝,使应力不集中,减少破裂。

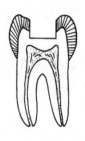
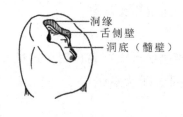

洞缘
舌侧壁
洞底（髓壁）

图 2-12　箱状结构

3.梯形结构

双面洞的洞底应形成阶梯以均匀分担咬合力,梯形结构的组成包括龈壁、轴壁、髓壁、近/远中侧壁(图 2-13)。其中龈壁与髓壁平行,轴壁与近、远中侧壁平行,各壁交接呈直角,点、线角圆钝,特别是洞底轴壁与髓壁相交的轴髓线角,不应锋锐。梯形设计可均匀分布𬌗力,主要由龈壁和髓壁承担。

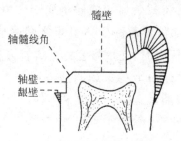

髓壁

轴髓线角

轴壁
龈壁

图 2-13　梯形结构

牙体硬组织的抗力设计:①去除无基釉,无基釉是缺乏牙本质支撑的釉质,侧壁的釉质壁位于洞缘,如失去下方牙本质,承力后易出现崩裂,使充填修复体和牙齿的交接缘产生裂缝,导致充填失败。龋洞缘已有的无基釉应去除干净,在备洞过程中也应避免产生新的无基釉。应运用牙体解剖组织学的知识,掌握牙齿各部位釉柱排列的方向,制备釉质壁时,与其方向顺应。②去除脆弱牙体组织,应尽量保留承力区的牙尖和牙嵴。组织被磨除越多,余留的牙体组织越少,承担咬合力的能力越低。龋坏过大,受到损伤而变得脆弱的牙尖和牙嵴,应修整以降低高度,减轻𬌗力负担,防止破裂和折断。③洞缘外形线要求为圆钝曲线,也含有使应力沿弧形向牙体分散均匀传递的作用。转折处若为锐角,则使向牙体的应力在锐角处集中,长期作用,牙体组织易于破裂。

抗力形的设计应结合充填修复体是否承受𬌗力和承力的大小来考虑。如𬌗面洞、邻𬌗洞的抗力形制备应严格按要求进行,颊、唇面的Ⅴ类洞对抗力形要求不高。

(四)固位形

固位形是使充填修复体能保留于洞内,承受力后不移位、不脱落的特定形状。在充填修复材料与牙体硬组织间,不具有粘接性时,充填修复体留在洞内主要靠密合的摩擦力和洞口小于洞底的机械榫合力。

1.侧壁固位

侧壁固位是相互平行并具有一定深度的侧壁,借助于洞壁和充填修复体的密合摩擦,具有固位作用。从固位的角度考虑,洞底也与抗力形一样要求建立在牙本质上,其弹性有利于固定充填修复体。盒状洞形的结构包含相互平行并具一定深度的侧壁,可以避免洞底呈弧形时,充填修复体在受力后出现滑动松脱。可见盒状洞形既满足了抗力形的要求,也为固位形所需要。

2.倒凹固位

倒凹是在侧髓线角区平洞底向侧壁做出的凹入小区,可使洞的底部有突出的部位,充填修复体获得洞底部略大于洞口部的形状而能固位。倒凹固位可以防止充填修复体从与洞底呈垂直方向脱出(图 2-14)。

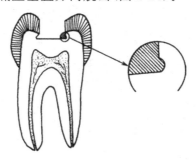

图 2-14　倒凹固位

倒凹可制备在牙尖的下方,牙尖为厚实坚固的部位,但其下方深层正是牙髓髓角所在,故应留意洞的深度。洞底在釉牙本质界 0.5 mm 以内者,可直接制备;洞底超过规定深度后,最好先垫铺基底,再制备倒凹。

3.鸠尾固位

鸠尾固位是用于复面洞的一种固位形。形似鸠的尾部,由鸠尾峡部和鸠尾所构成(图 2-15)。借助于峡部缩窄的锁扣作用,可以防止充填修复体从与洞底呈水平方向脱出。后牙邻面龋累及咬合面边缘嵴,可在𬌗面制备鸠尾固位形,成为邻𬌗面洞。

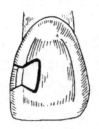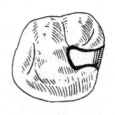

图 2-15　鸠尾固位形

　　鸠尾固位形的大小与原发龋范围相适应,不宜过大或过小,深度应按规定要求,特别在峡部必须具有一定深度。鸠尾峡的宽度设计很重要,过宽固位不良,过窄充填修复体易在峡部折断,后牙一般为颊舌牙尖间距的 1/3~1/2,有2~3 mm宽。峡部的位置应在洞底轴髓线角的靠中线侧,不应与其相重叠。鸠尾的宽度必须大于小峡部才能起到水平固位作用。

　　4.梯形固位

　　梯形固位为复面洞所采用的固位形。邻𬌗面洞的邻面洞设计为颈侧大于𬌗侧的梯形,可防止充填修复体与梯形底呈垂直方向的脱出(图 2-16)。梯形洞的大小依据龋损的范围再进行预防性扩展而确定。侧壁应扩大到接触区外的自洁区,并向中线倾斜,形成颈侧大于𬌗侧的外形。梯形洞的底为龈壁,宜平行于龈缘,龈壁与侧壁连接角处应圆钝。梯形洞的深度居釉牙本质界下 0.2~0.5 mm,同常规要求,龋损过深应于轴壁垫底。梯形洞的两侧壁在𬌗面边缘峰中间部分与洞形的𬌗面部相连接。梯形固位还可用于邻颊(唇)面洞、邻舌(腭)面洞和磨牙的颊𬌗面洞和舌𬌗面洞的轴面部分。

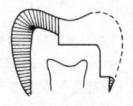

图 2-16　后牙邻

　　洞的梯形固位:固位形的设计与洞形涉及的牙面数有关。单面洞的充填修复体可能从一个方向脱出,即从与洞底呈垂直方向脱出。复面洞的充填修复体则可能从洞底呈垂直方向或水平方向的两个方向脱出。包括邻面的三面洞充填修复体可从一个垂直方向脱出,如近中𬌗远中面洞充填修复体;也可能从垂直方向或水平方向两个方向脱出,如越过邻颊轴角的邻𬌗颊面洞充填修复体。在设计固位形时,应针对具体情况有所选择。

(五)洞形设计与制备

洞的外形设计根据病变的范围来决定,基本原则是去除龋坏组织,保留更多的健康牙体组织。洞的外形可以根据龋损的大小、累及的牙面设计,有时因预防和临床操作需要,洞的外形需扩展到健康的牙齿表面。洞的外形制备时应尽量保留牙尖、牙嵴,包括边缘嵴、横嵴、斜嵴及三角嵴等牙的自洁部位。

洞的外形呈圆钝的曲线,圆钝的转角要尽量减少应力的集中(图 2-17)。

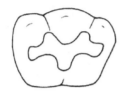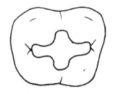

图 2-17 洞的外形曲线

1.备洞的基本原则

在龋病治疗过程中,备洞是非常重要的,直接关系到治疗的成败。备洞的基本原则如下。

(1)局部与全身的关系:充分认识备洞是在生活的器官——牙上进行手术,与全身有密切的联系,即使无髓或死髓牙也是如此。如同外科手术治疗,必须遵循一般的手术原则。切割或磨除牙体硬组织时,切割或磨除过程产生的机械、压力和热刺激,均可对牙体硬组织、牙髓,甚至身体造成不良影响。这些影响有的使牙或机体产生立即的反应,有的则产生延缓的反应。因此,主张在备洞时采用间断操作,必要时应用麻醉术辅助进行。

(2)尽量去除病变组织:备洞时将所有病变组织去除干净,对治疗效果非常重要。如果遗留部分病变组织,将会继续发生龋病病变,而且这种继续发展的病变位于充填修复体下面,不易被察觉,危害更大。病变组织指的是坏死崩溃的和感染的牙体组织,不包括脱矿而无感染的牙本质。

(3)保护牙髓和牙周组织:备洞时术者应充分了解牙体硬组织及牙周组织的结构、性质、形态;组织的厚度、硬度、髓腔的形态、髓角的位置和高低;不同年龄时期产生的牙体生理性变化,如磨损、牙髓、继发性牙本质形成、修复性牙本质的形成、髓腔形态的变化、牙髓组织的增龄性变化等特点。注意保护牙髓和牙周组织,不能对它们造成意外的损伤。

(4)尽量保留健康牙体组织:在切割磨钻病变组织时,必须尽可能保留更多的健康组织,这对维持牙齿的坚硬度、恢复牙的功能有很重要的关系。牙体组织一经破坏,不易恢复原来的性能。

备洞时,还应该注意患者的全身健康和精神状态,对患某些慢性病,如结核病、心血管疾病、神经衰弱等患者,或女性患者、儿童及老年患者,手术时间不宜过长,动作更要敏捷轻柔。由于备洞是一种手术,所以现代口腔医学非常重视治疗环境的优化和手术器械的改进。

2.备洞的步骤

(1)打开洞口查清病变:这一点非常重要,只有查清病变情况,才能拟定良好的治疗方案。龋洞洞口开放者,比较容易查清;龋洞洞口小或位于较隐蔽的牙面时,则必须将洞口扩开,否则无法查清病变范围、洞的深浅等情况,位于𬌗面的点隙裂沟龋就属于这种情况。

临床上,经常见邻面龋洞,如靠近龋洞的邻面边缘嵴和洞的颊、舌侧均完整,就必须将𬌗面邻近龋洞的边缘嵴钻掉一部分,才能使洞敞开,以便进一步查清病变范围和深度,以及有无髓腔穿通情况。从𬌗面去除一部分边缘嵴,然后进入洞内比从颊面或舌面进入的效果好。这样可以保留更多的健康牙体组织。

后牙邻面牙颈部的洞,可以从颊面(下后牙)或腭侧(上后牙)进入洞内,不从咬合面进入。前牙邻面洞从何方进入,可以根据洞靠近何方来定,靠近颊面者从颊方进入,靠近舌面者从舌方进入。

(2)去除龋坏组织:只有将龋坏的组织去除干净,才能查清病变范围和深度。原则上,已经龋坏软化的牙本质应彻底去除,以免引起继发龋。侧壁的龋坏应全部切削干净,直至形成由健康釉质和牙本质组成的平直侧壁。髓壁和轴壁的龋坏组织在中龋洞内时,也应彻底去净,建立健康牙本质的洞底。

深龋洞内,在不穿通牙髓的前提下,应将软龋去净。但若彻底去净,有可能导致牙髓暴露,应保留极近髓角或髓室区的少许软龋,并按余留龋先治疗(如抗生素、非腐蚀性消毒药等)几天后,再继续进行常规治疗。通常用挖器剔挖病变组织最好。在剔挖病变组织时,应当注意将着力点从洞周围往中央剔挖,不能将着力点放在洞底中央。一般情况下,洞底中央是薄弱的部分,稍不注意就会将髓腔穿破;而且这里也容易将剔挖时所施的压力传递到髓腔,刺激牙髓组织,产生疼痛。

当不易判断龋坏组织是否去除干净时,可以用1%碱性品红染色洞底,若还留有感染的病变组织,被染成红色,再用挖器去除,不能去尽,可用大一点的球形钻针在慢速转动下将病变组织轻轻钻掉。

牙本质龋去净的临床判断,可以根据洞内牙本质的硬度和颜色变化来确定。龋坏牙本质一般呈深褐色,质软,探针易刺入。去除干净后,洞内牙本质应接近正常色泽,质地坚硬。慢性龋进展慢,修复性牙本质形成作用较强,龋坏的前锋区可以因细菌代谢产物作用而脱矿变色,随着再矿化修复,牙体硬组织重新变硬,这种再矿化的牙本质通常较正常牙本质颜色深。因此,慢性龋可允许洞底牙本质颜色略深,只要硬度已近正常,牙钻磨削时,牙本质呈粉状,可不必除去。

(3)制备洞的外形:查清龋洞内的病变情况和去净病变组织,根据龋洞的形状设计制备洞的外形。将一切病变部分和可疑病变部分包括进去,一些邻近的可被探针插入的点隙沟虽未产生病变,也应包括进去。保留牙体组织,特别是边缘嵴和牙尖,可保证牙的坚牢性,不致在修复后承受咀嚼压力时将牙体咬破。

外形的边缘必须建立在牙刷易清洁和唾液易于冲洗的表面。如邻面洞的颊侧和舌侧边缘必须设计在触点(面)以外的牙面上。在𬌗面,不能把洞的边缘制备在点隙裂沟内。外形必须建立在有健康牙本质支撑的部位上,特别是承受咀嚼压力的部位。外形必须是圆缓的曲线,不能有狭窄的区域,否则不易充填或修复,即使充填或修复了,修复物也容易折裂。

(4)制备抗力形和固位形:抗力形是指将备洞成可以承受咀嚼压力的形状,使充填修复材料或牙体硬组织不会在咀嚼食物时发生破裂、脱位或变形。固位形则是指这种形状可将充填修复体稳固地保留在洞内不致脱落。

制备抗力形时,应注意:洞底壁直,各壁互相平行,洞口略向外张开。箱状洞形中,洞底周围的线角要清楚,略微圆钝。洞底线角尖锐的修复物的锋锐边缘在咀嚼压力下会像刀刃一样切割洞壁,使洞壁破裂。

去尽洞口的无基釉,以免洞口的釉质在承受咀嚼压力时破裂,产生缝隙,从而导致继发龋。邻𬌗洞或邻舌(颊)洞,应在邻面洞与舌面洞或𬌗面洞交界处的洞底做成梯形结构,这样可以保护牙髓,也对承受咀嚼压力有帮助。制备梯形时要使梯两侧的髓壁和轴壁互相垂直,线角要圆钝。

邻𬌗洞邻面部分的龈壁,在后牙(前磨牙和磨牙)上应制备得垂直于牙的长轴,也就是与轴壁相交为直角,切忌做成斜向龈方的斜面。

邻𬌗洞或邻舌洞的鸠尾峡应做在𬌗面洞或舌面洞的上方,不能做在邻面洞内,否则充填修复体容易崩裂。制备鸠尾固位形时,鸠尾和邻面洞相连接的鸠尾峡应比鸠尾窄一些,这样才能起到固位的作用。鸠尾峡不宜过宽,也不宜过窄,对于准备用银汞合金充填的洞,应有鸠尾峡所在的颊、舌尖距离的1/3,对于用复合树脂充填的洞则只要其1/4。

保留尽可能多的健康牙体组织,注意对殆牙的牙尖高度和锋锐度。如殆补牙的殆牙尖高而锋锐,则在咀嚼食物时易将修复牙上的修复体咬碎、咬破。因此,在备洞时应将对殆牙上过高过尖的牙尖磨短磨圆一些,但不要破坏正常咬合关系。

制备固位形时,应注意洞必须具有一定深度。浅洞的固位力很小,稍一承受咀嚼压力,充填修复体就会脱落出来,或者松动。但也不能认为洞越深越好,洞太深会破坏更多的牙体组织并刺激牙髓,同时也减弱洞的抗力形。过去主张洞的深度应在中央窝下方釉牙本质界下 1 mm 左右。临床上,洞的深度还要取决于原有病变的深度。

洞形备好后,用倒锥形钻针在近牙尖部的底端,向外轻轻钻一倒凹,将来填进去的修复物硬固后,就像倒钩一样把修复体固定在洞内,一个殆面洞一般只需做 4 个倒凹。

倒凹一般做在牙尖的下面,牙尖的硬组织较厚,应当注意,越是靠髓角很近的部位,倒凹做在牙尖下釉牙本质界下面不要太深。较深的洞可以不做倒凹,靠洞的深度来固位。采用粘接性强修复材料修复时,也可以不做倒凹固位形。此外,用暂时性修复材料封洞时,也不必制作倒凹固位形。

洞壁与充填修复材料的密合也是一种固位形。在备洞时,必须将洞壁制备得平滑,不要有过于狭窄的部分。洞周围与牙长轴平行的壁(对Ⅰ、Ⅱ类洞而言)要互相平行。这对修复材料与洞壁的密合也有帮助,不能将洞制备成底小口大的形状。

特殊情况下,为解决预备洞形时的困难,需要将洞壁扩大,以利于工具的使用、医师技术操作上的方便,这种洞形的改变称为便利形。上、下颌前磨牙及磨牙邻接面的窝洞充填修复操作困难,为了便利操作,可将窝洞扩展至咬合面。洞形制作最初阶段首先将无基釉去除,以便于观察龋坏范围,确定洞缘最后位置等,也属于便利形范畴。

3.清理洞形完成备洞

按照洞形设计原则,从生物学观点出发,对经过上述步骤制备的洞形,做全面复查,看洞形是否达到设计要求,有无制备的失误,以减少失败,提高成功率。

将洞清洗干净,用锐探针从洞缘到洞底进行探查,检查龋坏组织是否去净;可疑深窝沟是否已扩展而消除;外形线是否位于自洁区;盒状洞形是否标准,固位形是否合理;髓壁是否完整,有无小的穿髓孔;无基釉和脆弱牙尖是否已修整。龋洞经备洞后成为可以修复治疗的窝洞。窝洞的基本特征是没有龋坏组织,有一定的抗力形和固位形结构,修复治疗后既恢复了牙的外形,又能承担一定的咬合力量。

根据患者对冷水喷洗时的敏感反应、探针检查洞壁洞底时的酸痛程度,结合制洞磨削过程的疼痛感,判断牙髓的状态,为已选定的治疗方法进行最后的审定。经过洞的清洗、检查,一切合乎要求,制洞过程即完成,进入进一步的治疗。

(六)各类洞形的制备要点

1. Ⅰ类洞

Ⅰ类洞多是单面洞,上磨牙腭沟和下磨牙颊沟内的龋洞需备成包括𬌗面在内的双面洞。在制备后牙𬌗面的Ⅰ类洞时,如果𬌗面具有两个点隙或沟发生龋病,相距较远,中间有较厚的健康牙体硬组织,宜备成两个小洞形;如两个龋洞相距较近,可将两个洞合并制备。

颊面洞未累及𬌗面时,可以备成颊面单面洞。不承受咀嚼压力,对抗力形的要求不高,以固位形为主,应做倒凹。一般把倒凹做在𬌗壁和颈壁的中央。如果颊沟内的病变已累及咬合面,需制成双面洞𬌗补面洞,并做成鸠尾形,洞底髓壁和轴壁交界处做成梯形。上颌磨牙远中舌沟内的龋洞一般多已累及𬌗面,也应将它做成双面洞,将𬌗面部分做成鸠尾形。

在制备下颌第1前磨牙𬌗面的Ⅰ类洞时,由于此牙面向舌侧倾斜,洞底不能制成水平,必须与𬌗面一致,向舌侧倾斜,否则容易钻穿髓腔。

制备上颌前牙腭面龋洞时,洞底不能做平,同时切壁和颈壁都应做成与腭面部呈垂直的形状,洞的外形呈圆形。

2. Ⅱ类洞

Ⅱ类洞一般均备成双面洞。制备此类洞时,如靠近龋坏面上的边缘嵴尚好,则宜先用小石尖将边缘嵴磨到牙本质,用裂钻往病变区钻,向颊侧和舌侧扩大,使病变范围暴露清楚,再用挖器挖尽病变组织;再根据邻面破坏大小和范围设计𬌗面的鸠尾形,使鸠尾部的大小与局部保持平衡。如果邻面病变已经累及𬌗面,则用裂钻将洞口稍加扩大,再用挖器去除病变组织。病变组织去除干净后,就着手设计洞形并制备洞。

邻面洞应当将颊侧壁和舌侧壁或腭侧壁做成向牙间隙开扩的形状,两壁的洞缘角应在邻面的敞开部位,但不能扩到颊面或舌面上。

𬌗面破坏的龋洞,按Ⅰ类洞制备法将𬌗面洞备好,向邻面扩展。注意不要伤害髓角,去尽病变组织,修整洞形。应特别注意邻面洞的颊、舌或腭侧壁和龈壁。

对病变位于触点龈方的邻面洞,触点未被破坏,可将鸠尾制作在颊面或腭面。鸠尾不能做得过大，以免影响固位。备洞时，若有足够的空间容纳器械进入，则可将洞做成单面洞。

当后牙的两个邻面均患龋病，牙体硬组织破坏较大时，可制备邻𬌗洞。这一类洞也属于Ⅱ类洞。制备方法与上述双面Ⅱ类洞相似，只是要在𬌗面做一个共同的鸠尾。应特别注意保留更多的健康牙体硬组织。

Ⅱ类洞修复时多采用银汞合金。该材料抗压强度高，抗张强度低，牙体硬组织自身的抗压强度较好，抗剪切度较低。为了抗衡负荷，Ⅱ类洞设计制作时必须以承受压力为主，尽量减少张力和剪切力。

3.Ⅲ类洞

Ⅲ类洞制备时，前牙邻面洞备洞时一般都要把洞扩大到舌面，如果龋洞靠近唇面，洞舌侧的边缘嵴很厚实，则可将洞扩展到唇面，但不能太大。邻面龋未破坏接触点，不宜因备洞破坏邻面接触点的完整性。

Ⅲ类洞的修复以美观为主，洞形承受的负荷也不大，洞缘的无基釉可以适当保留。所保留的无基釉是全厚层釉质，无龋坏，未变色，无断纹隐裂，不直接承受压力，其下方的龋坏牙本质可以去除。

备洞时先将洞的舌或腭侧壁用球形钻或裂钻钻掉，然后用裂钻往切嵴和牙颈方向扩展一点，使洞充分暴露；用挖器将坏变组织去除干净，再根据龋洞大小，在舌或腭面设计与之相应的鸠尾固位形。可用倒锥钻自邻面洞的轴壁下牙釉本质界平齐往舌或腭面扩展，在舌或腭面备好鸠尾，仔细在舌或腭面与邻面之间做一梯，注意将梯的角做圆钝。可以先在舌或腭面制备鸠尾固位形，再向邻面扩展。舌或腭面鸠尾固位形备好后，用球形钻轻轻将邻面洞内的坏变组织去尽，用裂钻将唇、舌和龈壁修整好。

龋病损害在邻面完全敞开，器械容易进入，则将洞做成单面洞。

Ⅲ类洞的倒凹固位形一般做在靠近切嵴和龈壁与颊侧壁、舌或腭侧壁交界的点角底部。当洞同时涉及邻舌或腭面，应注意使鸠尾部的洞底与牙原来的舌或腭面平行。

4.Ⅳ类洞

Ⅳ类洞是开放性的洞，不易制备固位形和抗力形，去尽坏变组织后，在近切嵴处和龈壁上制作针道，安放金属固位丝或固位钉，行高黏性复合树脂修复。

5.Ⅴ类洞

Ⅴ类洞是牙冠颊或舌面近牙颈1/3区的洞形，多为单面洞。该类洞不直接承受咀嚼压力，对抗力形的要求不高，备洞以洞的外形和固位形为主。一般多将

Ⅴ类洞做成肾形或半圆形,洞的龈壁凸向龈方,切壁平直,但均要做光滑,与洞底垂直,洞底略呈凸的弧面,要有一定深度,用小倒锥钻或球形钻在靠近洞底面的切壁(或𬌗壁)和龈壁上做倒凹固位形。

(七)洞形隔湿、消毒及干燥

备洞完成,为了使修复材料与牙体组织紧密的贴合,减少继发龋的发生,需对窝洞进行隔湿、消毒及干燥处理,力求达到更好的修复效果。

1.手术区的隔离

在备洞后,准备修复前,应当隔离手术区并消毒洞。所谓隔离手术区,就是将准备修复的牙隔离开来,不要让唾液或其他液体进入洞内,以免污染洞壁和患牙,影响修复效果或修复材料的性质。最好是备洞前就隔离手术区,但应具备四手操作条件。

(1)简易隔离法:用消毒棉卷放在即将修复牙齿的颊侧和舌侧,上颌牙放在唇侧、颊侧。下颌牙可以用棉卷压器将棉卷压住,以免舌或颊部肌肉活动时将棉卷挤开。用小的消毒棉球或气枪干燥洞内。在使用综合治疗台治疗时,可将吸唾管置于口底,将积于口底的唾液或冲洗药液吸走。现代治疗用手术椅上装有吸唾管,每次使用时,均应更换经过消毒的吸唾管,以免发生交叉感染。

(2)吸唾器:利用抽气或水流产生的负压,吸出口腔内唾液。吸唾器套上吸唾弯管后放入患者下颌舌侧口底部。弯管最好采用一次性使用的塑料制品。吸唾器常配合橡皮障或棉卷隔湿使用,还可配合颊面隔湿片使用。隔湿片为医用硬泡沫塑料制成,状如圆角的三角形,患者张口时放入颊面的上、下前庭穹隆,配合使用,可收到简单实用的效果。

(3)橡皮障隔离法:该方法的隔湿效果较好,能有效地将手术区与口腔环境隔离开来,达到干燥、视野清晰、防止唾液侵入的目的,并能防止器械的吸入。

2.窝洞消毒

窝洞消毒目的是去除或杀灭残留在洞壁或牙本质小管内的细菌,减少继发龋的发生。由于洞底多位于牙本质中层或深层,对消毒药物的要求较高。具有一定的消毒杀菌能力,对牙髓的刺激性要小;能渗透到牙本质小管内,不引起牙体组织着色。

在备洞时就应当把感染的牙体组织去除干净,以后再经适当的冲洗,洞内的细菌就基本上被清除干净了。许多窝洞消毒药物,如酚类、硝酸银等均对牙髓有刺激性,故不主张使用药物消毒。准备修复前,对洞进行消毒还是必要的。但是应注意选用消毒力较强而刺激性较小且不使牙变色的药物,特别是深龋洞的消毒。

常用的洞消毒药有氢氧化钙糊剂或溶液、50％苯酚甘油溶液、20％麝香草酚乙醇溶液、樟脑酚（含樟脑6.0 g、苯酚3.0 g、95％乙醇1.0 mL）、丁香酚（商品），还可用75％乙醇。

3.干燥窝洞

窝洞在充填修复前的最后一个环节是干燥洞形。这是为了使充填修复材料或其他衬底材料能充分接触牙体，不被水分隔阻而出现空隙，也避免因洞内壁的水分而影响材料性能。窝洞的干燥对充填修复的质量十分重要。使用的工具为牙科综合治疗台上接有压缩空气的气吹或是接橡皮球的手用气吹。

（八）窝洞垫底

垫底是采用绝缘的无刺激性材料，铺垫于洞底，保护牙髓，避免充填材料的物理或化学因素刺激。

垫底多用于超过常规深度、近髓的窝洞。去净牙本质软龋后洞底不平者，应用材料垫平。洞虽不深，但选用的充填修复材料对牙髓有刺激性，应做衬底以阻隔刺激。经过牙髓治疗的无髓牙，充填修复材料前，应以垫底方法做出基底，以使洞形更符合生物力学要求，同时也可节约修复材料。

垫底所用材料要求对牙髓无刺激性，最好具有安抚镇痛、促进修复性牙本质生成的作用。应有一定的机械强度以间接承受𬌗力，并具有良好的绝缘性，不传导温度和电流。

1.单层垫底

单层垫底用于窝洞虽超过常规深度，但不太近髓时。后牙多选用磷酸锌粘固粉或聚丙烯酸锌粘固粉。前牙用复合树脂充填窝洞时，材料对牙髓有一定刺激性，多用氢氧化钙粘固粉垫底。

2.双层垫底

双层垫底用于洞深近髓的情况。磷酸锌粘固粉本身对牙髓也有轻度刺激，在其下先铺垫薄层具有护髓性的材料。氧化锌丁香油粘固粉或氢氧化钙粘固粉因材料密度偏低，不宜在后牙承力洞形单独使用。因此，采用双层垫底方式。丙烯酸锌粘固粉强度好，不刺激牙髓，可用于深洞垫底而不必再做双层基，但不具有促进修复性牙本质生成的性能，尚不能代替护髓剂氢氧化钙粘固粉。

垫底的部位，在𬌗面洞为髓壁，在轴面洞为轴壁，不应置于侧壁和龈壁的釉质壁部分，以免垫底材料溶于唾液后产生边缘缝隙，日久出现继发龋。

洞漆和洞衬剂涂布于切削后新鲜暴露的牙体组织表面，封闭牙本质小管，阻止充填修复材料中的有害物质,如银汞合金中的金属离子、磷酸锌粘固粉的磷酸向深层牙本质渗透,还可以增强充填体与洞壁间的密合性,防止两者界面因出现缝隙发生微渗漏。所有材料为溶于有机溶剂氯仿或乙醇的天然树脂,或合成树脂,如硝酸纤维素,呈清漆状。洞漆可涂于釉质壁和牙本质壁,厚度为 $5\sim10\ \mu m$。洞衬剂加上具有疗效的物质,如氧化锌、氢氧化钙或单氟磷酸钠等,稠于洞漆,通常用于牙本质壁,厚度可达 $25\ \mu m$。

七、深龋治疗

深龋的病变已到达牙本质深层并接近牙髓,牙体组织破坏较大。由于接近牙髓、细菌毒素等刺激物可通过牙本质小管渗透进入牙髓,再加上其他物理、化学刺激的结果,牙髓往往已有一定的炎症反应,属于可逆性质。如果诊断和治疗不当,会引起牙髓的反应。因此,深龋治疗中准确判断牙髓的状况,选择恰当的治疗方案尤为重要。

(一)深龋诊断的要点

深龋发生在牙本质深层,患者自诉过冷、过热刺激或食物嵌入患牙洞内引起明显的疼痛;检查发现龋洞洞深接近牙髓,洞壁有探痛,温度检查时冷刺激可引起激发性疼痛,但无穿髓孔和自发性疼痛。为了诊断,有时需要辅助牙髓电测试和 X 线检查。临床上,有时看似深的龋洞,可能只是中龋或是伴有慢性牙髓炎症,或是已穿髓的深龋。深龋的诊断很大程度上是依靠患者对刺激出现疼痛的主观感觉,疼痛的程度与患者的年龄、性别、个体耐受力等有密切的关系。

诊断深龋最重要的是必须判明深龋底部与牙髓的关系,明确是近髓或是穿髓。如果查见穿髓孔,需要判明牙髓的状况和疼痛的性质,是明显的探痛或是深入髓腔才出现疼痛,或是无探痛。

对深龋时间较长,无主观感觉,探诊无疼痛的病例诊断要格外注意,必须辅助牙髓电测试及放射诊断。做牙髓电测试时,应与邻牙或对侧同名牙进行对比,若为阳性,且较对照牙敏感,一般表示为有活力,且可能伴有牙髓的急性变化。如较对照牙迟钝,则可能是有修复性牙本质形成或者是假阳性。部分坏死或新近坏死的牙髓髓腔内充满炎性渗出物与脓液,可导致出现假阳性。阴性结果一般为无活力,但也应防止有假阴性结果。进行放射诊断时,可显示龋坏与牙髓腔的接近程度及牙本质的有效厚度。但需要注意的是,X 线片上所显示的龋坏深度通常均稍小于病变实际范围;当发现髓腔内或髓腔四周有钙化影像时,表示髓腔的缩小或牙髓恢复能力的减弱,髓腔越小,恢复能力越差。

诊断时需准确判断深龋是否伴有牙髓充血，牙髓充血是可复性牙髓炎症，主要特点是激发性疼痛，温度检查产生尖锐的疼痛，去除刺激疼痛立刻消失，不再延续。临床上，大多数深龋都伴有可复性牙髓炎。应注意是否伴有慢性溃疡性牙髓炎。慢性溃疡性牙髓炎属于无症状不可复性牙髓炎，刺激诱发牙髓剧烈疼痛，去除后疼痛持续一段时间，患者无自发疼痛，检查发现牙髓已穿通，穿髓孔有明显的探痛。

(二)深龋洞形的制备

深龋使牙体组织破坏严重，洞口较大，器械易进入。备洞时，需去除洞缘的龋坏组织和无基釉，充分暴露洞内壁，在清楚的视野下进行洞形的制备。

为了保护牙髓，有时在去除大部分洞侧壁和髓壁的龋坏组织后，在髓壁或轴壁的近牙髓部位可保留部分余留龋坏牙本质，其余洞内壁为正常牙体组织。应对余留龋坏牙本质是软化牙本质或修复性牙本质进行区别，以决定其去留。软化牙本质染色较浅、质软而无光泽，用牙钻去除时互相粘连呈锯末状。修复性牙本质则多是棕褐色，质地较硬而有光泽，钻出物为白色粉末且不粘连，必要时可以通过染色法协助鉴别。对承受咬合力的牙尖、牙嵴等牙体组织脆弱部位要做修整，适当降低其高度。洞形的抗力形设计要求洞底随髓室顶呈弧形或圆弧形，洞壁直且呈箱状，固位形设计需按备洞原则进行。

(三)深龋治疗

深龋治疗原则是在尽可能去除龋坏组织的同时，设法消除牙髓的早期炎症，保护牙髓组织的活力，恢复牙髓功能。要求在治疗的每一步需避免物理、机械、化学等刺激，如机械损伤、温度激惹、摩擦产热、药物刺激及充填刺激等。

1.深龋治疗前必须判明的情况

(1)牙本质-牙髓复合体的反应：龋病刺激牙本质-牙髓复合体，出现明显的病理学改变，口腔微生物的种类、数量、毒力强弱、牙本质的结构、矿化程度及微量元素含量等因素都会影响修复性牙本质的形成。修复性牙本质的形成与牙本质-牙髓的有效厚度有关。牙本质-牙髓有效厚度在 2 mm 以上，牙髓可产生完全正常的修复性牙本质；有效厚度为 0.8～2 mm 时，牙髓产生不完全的修复性牙本质；有效厚度为 0.3～0.8 mm 时，牙髓功能严重破坏，无或仅少量修复性牙本质形成。牙本质-牙髓复合体的反应还与患者的年龄、牙龄、髓腔及根管内牙髓组织细胞和微循环状况有关。

(2)洞内龋坏组织能否去干净：循证医学研究结果提示，对于无牙髓症状的乳牙和恒牙,部分去除龋坏可降低牙髓暴露的风险,不会对患者的牙髓症状产生不利影响。在深龋治疗中,为了降低露髓的风险,最好选用部分去龋的方式,在洞底近髓处允许留少许龋。

(3)洞底是否与牙髓腔穿通,牙髓是否暴露:穿髓孔很小时,应仔细判断,减少失误。若穿髓点较小,如针尖大,周围是健康牙本质,无渗血,一般多为牙髓无炎症或仅有局限于暴露部位的轻度炎症,治疗后可恢复。若穿髓点四周有龋坏牙本质,或者探诊时有大量出血或炎性渗出物,表示牙髓已经出现一定程度的炎症或破坏,治疗已不能恢复牙髓活力。

2.治疗方法

(1)垫底充填法:当深龋不伴有上述激发病症状、牙髓活力正常时,选用双层垫底充填法,一次性完成治疗。保护牙髓可采用丁香油粘固粉均匀垫于洞底,固化后再用磷酸锌粘固粉进行第 2 层垫底,垫平髓底,再做永久性充填修复。

(2)安抚治疗:是一种临时性治疗方法。深龋出现明显的症状,或温度、化学刺激引起较重的激发痛,可选择安抚治疗,先用消炎镇痛药物,常用丁香油小药棉球放入洞底,丁香油粘固粉封闭窝洞,观察 1～2 周,临床症状消除后,再做进一步治疗。

(3)间接盖髓术:主要用于深龋洞。为了保护牙髓,软龋不去净,髓壁有余留龋,牙本质-牙髓反应能力较好。为促进牙本质-牙髓复合体的修复反应,牙体组织的再矿化可选用此法。间接盖髓术分 2 次进行。备洞完成,第 1 次治疗是在髓底均匀垫置盖髓剂,常用的有氢氧化钙盖髓剂,用丁香油粘固粉和磷酸锌粘固粉做双层封洞。术后观察 3～6 个月,患者无不适症状,牙髓活力良好,X 线检查正常,第 2 次复诊,去除部分封洞材料,再行永久性充填治疗。

第二节　牙发育性疾病

一、牙齿数目异常

牙齿数目异常表现为数目不足和数目过多。

(一)牙齿数目不足

牙齿数目不足又称先天缺牙。牙齿数目不足是在牙胚形成过程中未能发育和未形成牙齿的,或是发生在牙胚发育早期,即牙蕾形成期的先天性异常。牙齿数目不足可分为个别牙先天缺失、部分牙先天缺失和先天无牙症。个别牙先天缺失指先天性个别牙齿缺失,通常不伴有全身其他组织器官的发育异常。部分牙先天缺失指多个牙先天性缺失。先天性无牙症指先天性多数牙缺失的一种严重表现,多数全口无牙。

1.个别牙或部分牙先天缺失

个别牙或部分牙先天缺失是先天缺失1颗牙或数颗牙。

(1)病因:个别牙先天缺失的病因尚未明确,可能与下列因素有关。①牙板生成不足;②牙胚增殖受到抑制;③遗传因素;④胚胎早期受有害物质影响。

在牙胚发育早期受到X线照射的影响,可引起局部牙齿缺失,大多数牙齿数目不足与遗传因素有关。近年来,随着分子遗传学、基因工程和人类基因组计划的研究进展,使对先天性缺牙遗传因素的研究更加深入。牙齿的发育是多基因调控的复杂生理过程,这些基因中的1个或几个发生突变,都有可能致使牙胚发育停止,导致牙齿的先天缺失。目前,有关突变基因和突变位点的研究仍在进行中。

(2)临床表现:①牙齿数目不足可发生在乳牙列,也可发生在恒牙列,恒牙较乳牙多见。存在明显的种族差异。②恒牙列中任何一颗牙都有先天缺失的可能,除第3磨牙外,最常缺失的牙齿是下颌第2前磨牙、上颌侧切牙、上颌第2前磨牙。最少缺失的牙齿是第1磨牙,其次是第2磨牙。③缺失牙位多呈对称性分布,缺牙数目以两颗最常见,其次是1颗,缺牙5颗以上的较少见。④乳牙列的牙缺失情况较少,最常缺失的牙齿是下颌乳切牙、上颌乳切牙和乳尖牙。⑤乳牙列与恒牙列的牙数异常有一定关系。乳牙列缺牙者,恒牙列有 $75\% \pm 15\%$ 的缺牙;乳牙列多牙者,恒牙列有 30% 多牙。

(3)诊断要点:①根据牙齿数目、牙体解剖形态、缺牙位置、间隙情况及有无拔牙史进行初步诊断。②经根尖X线或全口牙位曲面断层X线片等确诊。

(4)治疗:牙齿数目不足的治疗原则是恢复咀嚼功能,保持良好的𬌗关系。

少数牙缺失:可不处理。

多数牙缺失:可做活动性义齿修复体,修复体必须随儿童牙颌的生长发育而不断更换。一般每年更换1次义齿,以免妨碍患儿颌骨的发育。

上颌侧切牙先天缺失:在对𬌗关系进行分析后,可用间隙保持器,或者通过咬合诱导方法将恒尖牙近中移动到侧切牙位置,然后对尖牙牙冠进行调磨改形替代侧切牙。

恒牙先天缺失：①当恒牙列较拥挤时，缺继承恒牙的乳牙可以拔除，为拥挤的恒牙提供间隙。②当恒牙排列较稀疏有间隙时，则可保留滞留的乳牙，以维持完整的牙列和咀嚼功能，待滞留乳牙脱落后再进行修复治疗。

2.先天性无牙症

先天性无牙症是先天完全无牙或大多数牙齿先天缺失，常是外胚叶发育不全综合征的一种表现。外胚叶发育不全综合征是口腔科较多见的一类遗传性疾病，表现为牙齿先天缺失、毛发稀疏和皮肤异常等多种综合征。分为无汗型外胚叶发育不全、有汗型外胚叶发育不全。无汗型外胚叶发育不全患者皮肤无汗腺或少汗腺，故体温调节障碍。有汗型外胚叶发育不全患者汗腺正常，但牙齿、毛发和皮肤等结构异常。

(1)病因：本病为遗传性疾病。遗传方式尚未完全明了，多数病例是伴 X 隐性遗传，也可为常染色体显性或隐性遗传。男多于女。不同的外胚叶发育不全综合征的遗传方式不同。外胚叶发育不全在家族内或家族之间存在着临床异质性。

(2)临床表现：①无汗型外胚叶发育不全，患儿全身汗腺缺失或缺少，无汗或少汗，不能耐受高温；患儿缺少毛囊和皮脂腺，皮肤干燥多皱纹，尤其是眼周围皮肤；毛发、眉毛、汗毛干枯稀少，指（趾）甲发育不良；患儿躯体发育迟缓，矮小，前额部和眶上部隆凸而鼻梁下陷，口唇突出，耳郭较大；性发育正常，30%～50%的患儿智力低下；牙齿数目不足，乳牙和恒牙常全部缺失，或仅有几个，余留牙间隙增宽，距离稀疏，牙体小，呈圆锥状；无牙部位无牙槽嵴，但颌骨发育不受影响；有的涎腺发育不良，唾液少，口干。②有汗型外胚叶发育不全，患儿汗腺发育正常；毛发和眉毛纤细、色浅、稀疏，指甲发育迟缓，菲薄脆弱，有条纹而无光泽，常出现甲沟感染而使指（趾）甲基质崩解，或指甲缺失或变厚；牙齿数目不足，缺失数目不等，或形态发育畸形，前牙多呈锥形牙，或釉质发育不全，釉质薄，横纹明显或出现小陷窝。

(3)诊断要点：①根据牙齿数目、牙体解剖形态、缺牙位置、间隙情况及有无拔牙史进行初步诊断。②经根尖 X 线检查或全口牙位曲面断层 X 线片等确诊。

(4)治疗：为了恢复咀嚼功能，促进颌面骨骼和肌肉的发育，可做活动义齿修复体。修复体必须随患儿牙颌的生长发育和年龄的增长而不断更换。

(二)牙齿数目过多

牙齿数目过多是指多于正常牙类、牙数以外的额外牙，又称为多生牙。

1.病因

病因至今仍未认定。存在以下推测：①可能是牙源性上皮活性亢进的结果；②与发育缺陷或遗传有关系，如颅骨锁骨发育不良、Gardner 综合征、口面指综合征及腭裂患儿颌骨内有多个埋伏额外牙；③一种返祖现象。

2.临床表现

（1）可在牙列中多生 1 个或几个牙：多见于混合牙列和恒牙列，较少见于乳牙列。其顺序是混合牙列＞恒牙列＞乳牙列。发生率为 1％～3％。

（2）好发部位及性别：好发于上颌中切牙间、第 3 磨牙之后，男性多于女性。

（3）可位于颌骨的任何部位：有萌出于口腔内的，也有埋伏于颌骨内。可发生于牙弓外，甚至位于鼻腔、上颌窦内。

（4）形态变异很多：多数呈较小的圆锥形、圆柱形、三棱形，其次为数尖融合形、结节形，有的与正常牙形态相似。

（5）X 线检查：为确定额外牙的数目和在颌骨内的位置，应先拍摄 X 线片，必要时还需拍摄全口牙位曲面断层 X 线片或额外牙定位 X 线片。

3.治疗

（1）萌出的额外牙：应及时拔除。

（2）对埋藏的额外牙：如果不产生任何病理学变化，可以不处理。

（3）当额外牙近似正常牙或牙根有足够长度时：若因多生牙的存在造成正常切牙的牙根吸收或弯曲畸形，可拔除正常切牙，保留额外牙来代替正常切牙。

（4）减少额外牙对恒牙或恒牙列的影响：应尽早发现、及时处理。若需要拔除，手术必须仔细小心，切勿因拔除额外牙而损伤正在发育的切牙牙根。必要时，需等切牙牙根发育完成后再拔除额外牙。

二、牙齿结构异常

牙齿结构异常通常指的是在牙齿发育期间，在牙基质形成或钙化时，受到各种障碍造成牙齿发育的不正常，并在牙体组织留下永久性的缺陷或痕迹。临床常见的牙齿结构异常有牙釉质发育不全、牙本质发育不全、氟斑牙和四环素牙等。

（一）牙釉质发育不全

牙釉质发育不全是在牙齿发育期间，由于全身性疾病、营养障碍或严重的乳牙根尖周感染导致的釉质结构异常。根据致病的性质不同，有釉质发育不全和釉质矿化不良两种类型。前者是釉质基质形成障碍所致，临床上常有实质缺损；

后者则为基质形成正常而矿化不良所致,临床上一般无实质缺损。釉质发育不全和釉质矿化不良可单独发病,也可同时存在。

1.病因

牙釉质发育不全的病因和发病机制尚未完全清楚,通过动物试验或临床调查,认为与下列因素有关。

(1)严重营养障碍:维生素 A、维生素 C、维生素 D,以及钙、磷的缺乏,均可影响成釉细胞分泌釉质基质和矿化。

(2)内分泌失调:甲状旁腺与钙、磷代谢有密切关系。甲状旁腺功能低下时,临床上牙可能出现发育缺陷。

(3)婴儿和母体的疾病:小儿的一些疾病,如水痘、猩红热等均可使成釉细胞发育发生障碍。严重的消化不良也可成为釉质发育不全的原因。孕妇患风疹、毒血症等也可能使胎儿在此期间形成釉质发育不全。

(4)局部因素:常见于乳牙根尖周严重感染导致继承恒牙釉质发育不全。这种情况往往见于个别牙,以前磨牙居多。

(5)遗传因素:釉质发育不全也可通过遗传基因造成。遗传性釉质发育不全可累及乳牙列和恒牙列,可以单独出现,也可作为综合征的一个表现出现。

2.临床表现

受累牙呈对称性,乳恒牙较多见。乳牙根尖周感染所致继承恒牙的釉质发育不全,表现为牙冠小,形态不规则,呈灰褐色改变。

牙釉质发育不全是既往牙齿发育状态的记录,根据各牙发育期先后不一和釉质发育不全的部位,可以推断影响其全身性因素发生的时间。如中切牙、尖牙、第 1 恒磨牙和下颌侧切牙的切缘和牙尖处出现釉质缺损,表示发育障碍发生在 1 岁以内;如果上侧切牙的切缘也累及,表示发育障碍发生在或延续到 2 岁;如前牙无影响,只在前磨牙和第 2 恒磨牙出现釉质发育不全,则表示发育障碍发生在 3 岁以后。

(1)轻症:釉质形态基本完整,仅有色泽和透明度改变,形成白垩状釉质。一般无自觉症状。表面较疏松粗糙,这种釉质的渗透性高,外来色素沉着,故呈黄褐色。釉质矿化不良多属此类轻症。

(2)重症:釉质有实质性缺损,其表面呈带状、窝状,严重者整个牙面呈蜂窝状,甚至无釉质覆盖。前牙切缘变薄,后牙牙尖缺损或消失。

3.治疗

(1)对釉质发育不全的牙齿:应注意涂氟化钠等防龋制剂早期防龋。

(2)无实质性缺损或只有很表浅的小陷窝:可不做处理。

(3)牙齿发生着色,釉质缺损严重者:可做光固化复合树脂、树脂冠或烤瓷冠修复。

(二)牙本质发育不全

牙本质发育不全是一种牙本质发育异常的常染色体显性遗传疾病。根据临床表现可分为3种亚型。①Ⅰ型:伴有全身骨骼发育不全的牙本质发育不全;②Ⅱ型:即遗传性乳光牙本质;③Ⅲ型:被称为"壳状牙"的牙本质发育不全。本节仅讨论Ⅱ型,即遗传性乳光牙本质。因具有遗传性,牙外观有一种特殊的半透明乳光色而得名。其发病率为 $1/8\,000\sim1/6\,000$ 。

1.病因

本病属常染色体显性遗传。

2.临床表现

牙齿变化主要表现在牙本质,而牙釉质基本正常。牙齿变化的特征如下。

(1)色泽异常:全口牙齿呈半透明的灰蓝色、棕黄或棕红色,或呈半透明的琥珀色,牙冠多呈钝圆球形。

(2)磨损明显:全口牙齿磨损明显,牙齿萌出不久,切缘或骀面釉质因咀嚼而碎裂或剥离。釉质剥脱后牙本质外露,暴露的牙本质极易磨损而使牙冠变短,有的患儿的牙齿可磨损到齿槽嵴水平。由于全口牙齿磨损严重,而造成患儿面部垂直距离降低。

(3)牙髓腔变化:早年宽大,而后由于牙本质堆积使其狭窄或完全闭锁。牙髓腔变化几乎遍及全部牙齿。

(4)X线特征:X线片显示牙髓腔明显缩小,根管呈细线状,严重者可完全阻塞闭锁。牙根短而向根尖迅速变细,有时根尖部可见有骨质稀疏区。

3.诊断要点

(1)遗传与性别:本病属常染色体显性遗传,可连续出现几代或隔代遗传。男、女患病率均等。

(2)乳牙、恒牙均可受累:乳牙列病损更严重。

(3)牙冠色泽:牙冠呈微黄色或半透明状,光照下呈现乳光。

(4)病损表现:釉质易从牙本质表面脱落使牙本质暴露,牙齿出现严重的咀嚼磨损。

(5)X线特征:X线片显示牙根短,牙萌出不久髓室和根管完全闭锁。

4.治疗

(1)乳牙列:在乳牙列,需用覆盖𬌗面和切缘的𬌗垫以预防牙列的磨损。

(2)恒牙列:在恒牙列,为防止过度的磨损,可用烤瓷冠、𬌗垫或覆盖义齿修复。

(三)氟斑牙

氟斑牙是一种特殊类型和原因明确的釉质发育不全,也是一种地方性的慢性氟中毒症状。

1.病因

氟斑牙的形成主要原因是过多的氟损害了牙胚的成釉细胞,使牙釉质的形成和矿化发生障碍,导致釉质发育不全。7岁之前长期生活在高氟区会产生氟斑牙。

2.临床表现

同一时期萌出的牙釉质上呈现白垩色、黄褐色斑块或条纹,严重者不仅牙面呈广泛的黄褐色,而且出现点状、带状或窝状的实质缺损,有的甚至使牙冠形态发生变异。临床上,常按其轻、重而分为轻度、中度和重度3个类型。

(1)轻度:在多数牙齿表面有白垩状斑块,但仍保持硬而有光泽,无实质缺损。

(2)中度:在多数牙表面有由白垩色到黄褐色或棕色的斑块,以上颌前牙最为明显,但牙面仍光滑坚硬,无实质缺损。

(3)重度:多数牙甚至全口牙出现黄褐色或深褐色斑块,同时有点状、线状或窝状凹陷缺损,牙面失去光泽,凹陷内均有较深的染色。氟斑牙多见于恒牙,发生在乳牙的甚少,程度亦较轻。患牙耐摩擦性差,耐酸性强。严重的慢性氟中毒患者,可有骨骼的增殖性变化,骨膜、韧带等均可钙化,从而产生腰、腿和全身关节症状。急性中毒症状为恶心、呕吐、腹泻等。由于血钙与氟结合,形成不溶性的氟化钙,可引起肌痉挛、虚脱和呼吸困难,甚至死亡。

3.诊断要点

(1)生活史:7岁之前有高氟区生活史。

(2)病损表现:同一时期萌出的釉质上出现白垩色到褐色斑块,严重者伴釉质实质性缺损。多见于恒牙,发生在乳牙甚少,程度亦较轻。

4.鉴别诊断

本病主要应与釉质发育不全相鉴别。釉质发育不全,白垩色斑边界较明确,其纹线与釉质的生长发育线相平行吻合;氟斑牙,斑块呈散在云雾状,边界不明确,并与生长发育线不相吻合。釉质发育不全发生在单个牙或一组牙；氟斑牙发生在多数牙,尤以上颌前牙多见。氟斑牙患者有在高氟区的生活史。

5.预防和治疗

最理想的预防方法是选择新的含氟量适宜的水源,或分别应用活性矾土或活性炭去除水源中过量的氟。我国现行水质标准氟浓度为$(0.5\sim1)\times10^{-6}$。对已形成的氟斑牙可用以下方法处理。

(1)磨除、酸蚀涂层法:适用于无实质性缺损的氟斑牙。步骤如下:①洁治患牙;②选择精细的尖形金刚砂牙钻均匀磨除染色层 0.1～0.2 mm,磨除时注意牙外形,不宜在着色斑块区加深而留下凹痕,磨毕,用流水冲净;③患牙隔湿,擦干牙面,用 35%磷酸酸蚀牙面 3 分钟,流水冲洗干净,气枪轻轻吹干牙面;④涂黏结剂,吹至薄层,用可见光固化灯光照 40 秒;⑤用乙醇拭去厌氧层,牙面光滑且有光泽。

(2)复合树脂修复:适用于有实质性缺损的氟斑牙。具体步骤如下:①磨去唇侧着色或疏松的釉质,厚度一般为 0.3～0.5 mm;②酸蚀患牙,在隔湿条件下,以专用小毛刷蘸 35%磷酸溶液均匀涂擦牙面15～30 秒,酸蚀后用蒸馏水或流水反复冲洗,最后再用不含油雾的压缩空气轻轻吹干牙面;③涂黏结剂,用气枪轻吹,使之均匀,以可见光照射 20 秒;④光固化复合树脂修复,抛光。

(3)牙漂白:可采用过氧化氢溶液进行漂白。

(4)烤瓷冠修复:将患牙牙体预备后制作烤瓷冠修复体,恢复患牙美观。

(四)四环素牙

四环素牙是在牙齿发育期间服用了四环素类药物而引起的牙齿内源性着色现象。

1.病因

牙齿发育期服用了四环素类药物。

2.临床表现

四环素牙的主要表现是牙齿变色,还可能出现釉质发育不全和牙齿的实质性缺损。

其变色程度分为 3 度。①轻度:呈均匀乳黄色或淡黄色。②中度:牙呈浅灰色或黄褐色。③重度:牙呈深浅不等的黄褐色、棕褐色、灰色或黑色。

3.诊断要点

(1)服用过四环素类药物:母亲妊娠、哺乳期间或出生后 8 岁以前服用过四环素类药物。

(2)色泽异常:全口牙呈均匀一致的黄色或灰色改变,阳光照射下呈荧光。另外,还可能合并釉质发育不全和牙齿的实质性缺损。

4.预防和治疗

为防止四环素牙的发生,妊娠和哺乳的妇女,以及8岁以下的小儿不宜使用四环素类药物。轻度着色牙可不做处理。重度着色牙可采用光固化复合树脂修复、烤瓷冠修复或漂白等方法进行治疗。

(五)先天性梅毒牙

先天性梅毒牙是在胚胎发育后期和出生后第1年内牙胚受梅毒螺旋体侵害而造成牙釉质和牙本质发育不全。

1.病因

母体的梅毒螺旋体致胎儿发生梅毒性炎症,影响了发育期的牙胚,引起牙齿发育障碍。

2.临床表现

有10％～30％的先天性梅毒患儿有牙齿表现,包括半圆形切牙或桶状牙、桑葚状磨牙或蕾状磨牙等。主要发生在上中切牙和第1恒磨牙,有时也可见于上尖牙和下切牙。

(1)半圆形切牙或桶状牙:①半月形切牙的切缘窄小,切缘中央有半月形凹陷,似新月状。②桶状牙的切缘比牙颈部窄小,切角圆钝,牙冠形态如木桶状。

(2)桑葚状磨牙:牙冠表面粗糙,牙尖皱缩,胎面呈多数颗粒状结节和坑窝凹陷,形似桑葚。

(3)蕾状磨牙:牙冠短小,表面光滑,牙尖向中央聚拢,牙合面缩窄,无颗粒状结节和坑窝凹陷,形似花蕾。

3.诊断要点

(1)病史:双亲中有梅毒史。

(2)血清试验:患者本人梅毒血清试验阳性。

(3)牙齿表现:恒中切牙、第1恒磨牙形态结构异常。

(4)其他病损:有的患者有听力和视力障碍。

4.治疗

(1)抗梅毒治疗:最根本的治疗和预防是妊娠早期用抗生素行抗梅毒治疗。

(2)病损牙齿处理:形态结构异常的梅毒牙可用复合树脂、树脂冠修复,第1磨牙可做高嵌体或金属冠修复。

(六)牙根发育不良

牙根发育不良是指牙齿根部生理性发育障碍的疾病,是一类先天性发育异常疾病。其牙根短小、牙根缺失,严重者造成牙齿过早脱落。

1.病因

牙根发育不良的病因尚不明确,可能与以下因素有关。

(1)遗传性因素:临床所见的牙根发育不良病例中,多数无家族遗传史,为散发病例,可能是一种隐性遗传病。

(2)全身性疾病:在某些全身性疾病中,有的可出现牙根发育不良或短根异常现象。

(3)医源性因素:如放射治疗和化学治疗。

2.临床表现

(1)牙齿表现:①牙根发育不良的牙齿变化主要表现在牙根部,牙冠部基本正常。②乳牙、恒牙均可累及,但乳牙的牙根病损更为严重。③有的牙齿松动,松动度不一,有的牙齿已脱落缺失,无牙龈炎和牙周袋,松动明显的患牙有的龈缘出现轻度肿胀充血现象。

(2)X线检查:全口牙位曲面断层X线片显示上、下颌骨发育不如同龄儿童,牙槽骨骨质稀疏;多数乳牙、恒牙牙冠矿化均匀,层次分明,但有的髓腔大、牙根短小、管壁薄,或牙根缺如;有的牙冠组织结构不清,髓室模糊、牙根短小,甚至无牙根。

(3)血清碱性磷酸酯酶活性检查:低磷酸酯酶症的患儿碱性磷酸酶活性连续3次检测的平均值低于正常参考值($30\sim110$ U/L)。

3.诊断与鉴别诊断

(1)诊断依据:①萌出不久或处于牙根稳定期的乳牙渐渐松动与脱落。②松动的乳牙无明显的牙龈炎和牙周袋。③过早脱落的牙齿牙根短小或无牙根。④低磷酸酯酶症者,血清碱性磷酸酶持续降低。⑤其他先天性发育异常疾病或综合征者可伴其他组织、器官的发育缺陷征象。

(2)鉴别诊断:①出现松动或脱落的乳牙是处于乳牙根生理吸收尚未开始的年龄。②X线检查显示患牙的继承恒牙牙胚、牙冠尚未发育完成或仅有牙尖的影像。此时的乳牙根是不出现生理吸收的。

4.治疗

(1)牙齿脱落后:可做活动义齿修复体,修复体需随患儿的年龄增长和牙颌系统的发育而不断更换。

（2）针对低磷酸酯酶症的治疗：每周静脉注射适量同型正常人血浆，3个疗程后可达到一定效果，但临床尚未常规实施。

三、牙齿形态异常

牙齿形态异常受遗传因素的影响，但环境因素也起一定的作用。临床常见的牙齿形态异常有牙内陷、畸形牙尖、畸形牙窝、牙过小、牙过大、双牙畸形、弯曲牙和牙髓腔异常等。

（一）牙内陷

1.概述

牙内陷为牙发育期成釉器过度卷叠或局部过度增殖，深入到牙乳头中所致。临床根据牙内陷深浅程度及其形态变异，分为畸形舌侧尖、畸形舌侧窝、畸形根面沟和牙中牙。

2.诊断要点

（1）畸形舌侧尖：可发生于恒牙，也发生于乳牙，恒牙多见于上颌侧切牙，偶发于上颌中切牙或尖牙。乳牙多见于乳中切牙，其次为乳侧切牙。牙中牙只发生于恒牙。畸形舌侧尖除舌侧窝内陷外，舌隆突呈圆锥形突起，有时突起成一牙尖。

（2）畸形舌侧窝：畸形舌侧窝是牙内陷最轻的一种，牙齿形态无明显变异，只是舌窝较深，呈囊状深陷。

（3）畸形根面沟：可与畸形舌侧窝同时出现。为1条纵形裂沟，向舌侧可越过舌隆突，并向根方延伸，严重者可达根尖部，甚至将根一分为二，形成一个额外根。

（4）牙中牙：牙中牙是牙内陷最严重的一种。牙呈圆锥状，且较其固有形态稍大，X线检查显示其深入凹陷部好似包含在牙中的一个小牙，陷入部分的中央不是牙髓，而是含有残余成釉器的空腔。

3.治疗

（1）畸形舌侧窝：早期进行窝沟封闭或预防性充填，以预防龋病的发生。若已形成龋坏，需及时充填治疗。对于露髓者，应根据牙髓状态和牙根发育情况，选择进一步处理的方法。

（2）畸形舌侧尖：①畸形舌侧尖较圆钝，不妨碍咬合可以不处理。②舌侧尖较高，妨碍咬合可采用分次磨除法，早期可在局麻下去除舌侧尖，做间接盖髓术或直接盖髓术。③乳牙畸形舌侧尖已折断，根据牙髓感染程度，选择冠髓切断术或根管治疗。年轻恒牙的畸形舌侧尖,若牙髓感染坏死,需选择根尖诱导成形术。

(3)畸形根面沟:①牙髓活力正常,腭侧有牙周袋。先做翻瓣术,暴露牙患侧根面,沟浅可磨除,修整外形;沟深制备固位,常规玻璃离子黏结剂或复合树脂粘接修复,生理盐水清洗创面,缝合,上牙周塞治剂,7天后拆线。②牙髓无活力,腭侧有牙周袋。根管治疗术后即刻行翻瓣术兼裂沟处理。③裂沟达根尖部,牙周组织广泛破坏。预后不佳,应拔除。

(4)牙外形有异常:在进行上述治疗后酌情进行冠修复,以恢复牙齿正常的形态和美观。

(二)畸形中央尖

畸形中央尖是指在前磨牙的中央窝处,或接近中央窝的颊尖三角嵴上,突起一个圆锥形的牙尖。最多出现于下颌第2前磨牙,其次为下颌第1前磨牙、上颌第2前磨牙、上颌第1前磨牙,常对称性发生。畸形中央尖发生率为$1\%\sim5\%$,女性高于男性。

1.病因

病因为常染色体显性遗传。一般认为发生此种畸形是由于牙发育期,牙乳头组织向成釉器突起,在此基础上形成釉质和牙本质。

2.诊断要点

(1)部位与形态:一般位于𬌗面中央窝,为圆锥形、圆柱形或半球形。高度为$1\sim3$ mm。半数的中央尖有髓角伸入。

(2)髓角:当中央尖折断或磨损后,表现为圆形或椭圆形黑环,中央有浅黄色或褐色的牙本质轴,在轴的中央为黑色小点,即髓角,但使用极细的探针也不能探入。

(3)折断痕迹一般无临床症状,当中央尖折断并发牙髓和根尖周炎症时,表现出相应的临床症状。仔细检查,可找到折断痕迹。

3.治疗

(1)低而圆钝的中央尖:可不做处理,让其自行磨损。

(2)尖而长的中央尖:为防止中央尖折断和并发症发生,可采用分次磨除法或充填法。分次磨除法每次磨除厚度不超过0.5 mm,磨去后涂以75%氟化钠甘油,间隔$4\sim6$周1次,直到完全磨去。髓角高的中央尖则有露髓的危险,不宜采用此法。充填法是在局部麻醉下一次磨除中央尖,制备洞形,行间接盖髓术或直接盖髓术。

(3)中央尖折断并出现轻度牙髓炎症时:可行活髓切断术。

(4)牙根尚未发育完成而牙髓已经感染坏死或伴有根尖周病变者:应进行根尖诱导成形术。

(5)牙根过短且根尖周病变范围过大的患牙:可予以拔除。

(三)过大牙、过小牙及锥形牙

1.过大牙

过大牙是指大于正常牙的牙齿。过大牙有个别牙过大和普遍性牙过大。

(1)病因:①个别牙过大的病因尚不清楚。②普遍性牙过大多见于巨人症。③环境与遗传因素共同决定牙的大小。

(2)临床表现:①过大牙的形态与正常牙相似,但体积较正常牙显著过大。②个别牙过大多见于上颌中切牙和下颌第 3 磨牙。③普遍性牙过大表现为全口所有牙齿都较正常的牙齿大。

(3)治疗:个别牙过大对身体健康无影响时不做处理,或可进行适当调磨,调磨应以不引起牙髓敏感症状为原则。

2.过小牙及锥形牙

过小牙是指小于正常牙的牙齿。过小牙的形态可呈圆锥形,称为锥形牙。过小牙或锥形牙统称牙过小畸形。过小牙有个别牙过小和普遍性牙过小。

(1)病因:①多与遗传有关。②普遍性牙过小多见于侏儒症、外胚层发育不良、21-三体综合征。

(2)临床表现:①过小牙的体积较正常牙显著过小,与邻牙之间有间隙,但钙化正常。②多发部位多见于上颌侧切牙、上颌第 3 磨牙、多生牙。③若为综合征的一种表现,除某些牙齿过小之外,还有口腔或全身的其他相应的异常现象。

(3)治疗:①前牙区的过小牙常影响美观,可用复合树脂或冠修复,以改善美观。也可不做处理。②过大牙冠而牙根小者,导致菌斑的积聚和牙周疾病的发生,加上又有碍美观,可考虑拔牙后修复。

(四)双牙畸形

双牙畸形是指牙齿在发育时期,由于机械压力因素的影响,使两个正在发育的牙胚融合或结合为一体的牙齿形态异常。根据形态和来源,可分为融合牙、结合牙和双生牙。

1.融合牙

融合牙是由两个正常牙胚的牙釉质或牙本质融合在一起而成。

(1)病因:①牙齿发育受压力因素影响,如外伤、牙列拥挤。②遗传因素也有报道,亲代有融合牙,子代也会出现融合牙。

(2)临床表现:根据融合时间的早晚,可以形成冠根完全融合,也可以形成冠部融合而根部分离,或冠部分离而根部融合,根管可为1个或两个。

乳牙、恒牙均可以出现融合:①乳牙列比恒牙列多见;②可乳牙与乳牙融合,也可恒牙与恒牙融合;③乳牙多见于下颌乳中切牙与乳侧切牙,或乳侧切牙与乳尖牙融合;④恒牙多见于多生牙和正常牙融合,也见有恒侧切牙与恒尖牙融合,双侧下颌额外牙与恒前牙融合较少见;⑤乳牙的融合多发生于单侧,也可在双侧对称出现;⑥融合牙一般均为两个牙的融合。

乳牙融合牙常伴继承恒牙数目不足:其先天缺失率为61.74%,缺失的均为侧切牙。

(3)治疗:①对牙列无任何影响可不做处理。②做窝沟封闭或光固化树脂修复。由于形态异常,或融合处呈沟状、嵴状,或在切缘处有不同程度的局限性分离,有碍美观,并容易患龋,应早做窝沟封闭或光固化树脂修复。③拔除。乳前牙区的融合牙可能影响后继恒牙萌出,应定期观察。参考X线检查结果,已达到后继恒牙萌出时间,但融合牙仍滞留,可考虑拔除。

2.结合牙

结合牙是两个或两个以上基本发育完成的牙齿,由于牙齿拥挤或创伤,使两个牙根靠拢,由增生的牙骨质将其结合在一起而成。可发生在牙齿萌出前或萌出后。

(1)病因:结合的原因是由于创伤或牙拥挤,以致牙间骨吸收,使两邻牙靠拢,以后增生的牙骨质将两牙粘连在一起。

(2)诊断要点:①结合牙的牙本质是完全分开的,与融合牙不同。②偶见于上颌第2磨牙和第3磨牙区。

(3)治疗:易造成菌斑滞留,引起龋病或牙周组织炎症,必要时可考虑切割分离并拔除非功能牙。

3.双生牙

(1)概述:双生牙是牙胚在发育期间,成釉器内陷将牙胚分开而形成的畸形牙。表现为牙冠的完全或不完全分开,但有一个共同牙根和根管。双生牙与融合牙,尤其是与牙列中正常牙和额外牙之间形成的融合牙难以区分,有的分类已取消双生牙。

(2)诊断要点:①牙冠完全或不完全分开,有一个共同牙根和根管。②乳牙列和恒牙列均可发生,双生乳牙常伴继承恒牙缺失。

(3)治疗:①乳牙列的双生牙有时可延缓牙根的生理性吸收,从而阻碍其继承恒牙的萌出。因此,若已确定有继承恒牙,应定期观察,及时拔除。②发生在上颌前牙区的恒牙双生牙由于牙大且在联合处有深沟,影响美观,可用复合树脂处理。还可适当调磨,使牙略微变小,以改进美观。③引起功能障碍时可做根管治疗并切除非功能牙。

(五)弯曲牙

弯曲牙是牙冠和牙根形成一定弯曲角度的牙齿,多指的是前牙弯曲。

1.病因

(1)外伤:主要是乳牙外伤,尤其是挫入性外伤。

(2)根尖周炎:乳牙慢性根尖周炎影响了恒牙牙胚的发育。

(3)多生牙或牙瘤:造成邻近恒牙的弯曲畸形。

(4)手术创伤:拔除多生牙时的手术创伤,损害恒牙牙胚。

2.临床表现

(1)弯曲的部位:多见于上颌中切牙,发生弯曲的部位取决于先行乳牙受伤的时间,可在牙冠部弯曲,也可在牙根中部或近根尖处弯曲。

(2)萌出困难:因弯曲牙的冠根形成一定角度,多数出现萌出困难或不能自动萌出。

3.诊断

弯曲牙需通过 X 线检查确诊。

4.治疗

(1)弯曲不严重而牙根尚未发育完成的弯曲牙:可手术开窗助萌,待牙冠萌出后,再行牙齿牵引复位法,使患牙排入牙列的功能位置上。

(2)弯曲严重者不宜保留的弯曲牙:应拔除。间隙是否保留,根据患儿牙列的具体情况而定。

(六)牙髓腔异常

牙髓腔异常的牙齿是指牙体长而牙根短小,牙髓腔大而长,或髓室顶至髓室底的高度高于正常,根分歧移向根尖处的牙齿,Keith(1913)认为此种牙形态似有蹄类牙,故称为牛牙样牙。Show(1928)根据牙体和髓室延长的程度将牛牙样牙分为 3 度,即比正常牙的髓室稍长的为轻度牛牙样牙,分歧接近根尖的为重度牛牙样牙,处于这两者之间的为中度牛牙样牙。

1.病因

病因尚不清楚。有人推测可能是一种原始型。也有人推测可能与遗传有关,例如,口面指综合征Ⅱ型、无汗型外胚叶发育不全、肾功能障碍性难治佝偻病等都有可能出现牛牙样牙的现象。

2.临床表现

(1)牙体长,牙根短,根分歧到颈部交界的距离大于𬌗面到牙颈部的距离,髓室底的位置比正常牙齿明显移向根尖方向。

(2)乳恒牙均可发生,并以恒牙列为多。

(3)恒牙列中多见于下颌第2磨牙,乳牙列中多见于下颌第2乳磨牙。

(4)无明显临床症状,通常在做X线检查时才发现该牙牙髓腔的异常表现。

3.治疗

髓腔异常牙齿对身体健康无明显影响,可不做处理。但给根管治疗带来了困难,在有条件的情况下,可利用显微镜探寻根管口。

四、牙齿萌出异常

牙齿的萌出异常一般多见于恒牙,临床上常见的萌出异常有牙齿萌出过早、牙齿萌出过迟、牙齿异位萌出和低位乳牙、乳牙滞留等。

(一)牙齿萌出过早

牙齿萌出过早是指牙齿萌出的时间超前于正常萌出的时间,而且萌出牙齿的牙根发育尚不足根长的1/3。

1.乳牙萌出过早

乳牙萌出过早较少见,有以下两种萌出过早现象,一种称为诞生牙,另一种称为新生牙。诞生牙是指婴儿出生时口腔内已有的牙齿;新生牙是指出生后不久萌出的牙齿,一般是出生后30天内。

(1)病因:乳牙萌出过早的原因不明,可能有以下两种原因。①由于牙胚距口腔黏膜很近,而致萌出过早;②与种族特性有关,如美国黑人比白人的婴儿乳牙萌出过早的发生率高。

(2)临床表现:①多见于下颌中切牙,偶见于上颌切牙和第1乳磨牙。②诞生牙多数是正常牙,少数是多生牙。③萌出过早的乳牙牙冠形态基本正常,但釉质、牙本质薄并钙化不良,牙根尚未发育或牙根发育很少,且只与黏骨膜联结而无牙槽骨支持,松动或极度松动。④萌出过早牙常影响吸吮。⑤舌系带摩擦下切牙可形成创伤性溃疡。⑥极松的萌出过早牙自行脱落容易误吸入气管。

(3)与上皮珠鉴别:①上皮珠是新生儿牙槽黏膜上出现的角质珠,为白色或灰白色的突起,米粒大小。②上皮珠并非萌出过早牙,不是真正的牙齿,是牙板上皮剩余所形成的角化物。③上皮珠常常多发,可出现1个、数个至数十个。④出生几周后自行脱落,无须处理。

(4)治疗:①极度松动的萌出过早牙应及时拔除。②松动不明显的萌出过早牙应尽量保留。③形成创伤性溃疡可暂停哺乳改用匙喂,溃疡处涂药。

2.恒牙萌出过早

(1)病因:主要与先行的乳磨牙根尖周病变或过早脱落有关。

(2)临床表现:前磨牙多见,下颌多于上颌;萌出过早牙松动多伴有釉质发育不全;牙根形成不足根长的1/3,根呈开阔状。

(3)治疗:①控制乳磨牙根尖周炎症是防止恒牙萌出过早的重要治疗环节。控制萌出过早牙周围的严重感染,促使萌出过早牙继续发育。②必要时做阻萌器,如萌出早牙松动不明显,则可不阻萌。③对萌出过早牙局部涂氟,预防龋病的发生。

(二)牙齿萌出过迟

牙齿萌出过迟是牙齿萌出期显著晚于正常萌出期。全部乳牙、恒牙或个别牙均可发生。

1.乳牙萌出过迟

(1)概述:婴儿出生后超过1周岁后仍未见第1颗乳牙萌出,超过3周岁乳牙尚未全部萌出为乳牙萌出过迟。个别乳牙萌出过迟较少见。全口或多数乳牙萌出过迟或萌出困难多与下列因素有关:①无牙畸形;②某些全身性因素,如佝偻病、甲状腺功能低下、营养缺乏等。

(2)治疗:查明原因,而后针对全身性疾病进行治疗,以促进乳牙萌出。

2.恒牙萌出过迟

(1)局部因素:①乳牙病变、早失、滞留,最常见的为上颌中切牙萌出迟缓。②多生牙、牙瘤和囊肿的阻碍。③恒牙发育异常,牙根弯曲。④乳磨牙、乳尖牙早失等各种原因造成间隙缩窄,造成恒牙萌出困难而萌出过迟。

(2)全身性因素:如颅骨锁骨发育不良、先天性甲状腺分泌减少等。

(3)治疗:首先拍牙片确定有无恒牙及恒牙的情况。①开窗助萌术:乳切牙早失,牙龈肥厚阻碍恒切牙萌出过迟者,可在局部麻醉下,施行开窗助萌术。②开展间隙:乳尖牙或乳磨牙早失,间隙缩窄造成恒牙萌出困难而萌出过迟,应开展间隙。③开窗牵引:如恒牙萌出道异常,应去除萌出阻力,开窗牵引。④保持间隙观察：恒牙牙胚发育异常应保持间隙观察。⑤摘除牙瘤：由于牙瘤、额外牙或囊肿等阻碍牙齿萌出时，应拔除多生牙，摘除牙瘤。⑥针对全身性疾病进行治疗：与全身性疾病有关者，应查明原因，针对全身性疾病进行治疗。

(三)牙齿异位萌出

牙齿异位萌出是指恒牙在萌出过程中未在牙列的正常位置萌出。牙齿异位萌出多发生在上颌尖牙和上颌第1恒磨牙，其次是下颌侧切牙和第1恒磨牙。

1.第1恒磨牙异位萌出

第1恒磨牙异位萌出是指第1恒磨牙萌出时近中阻生，同时伴随第2乳磨牙牙根吸收和间隙丧失。

(1)病因：①第1恒磨牙和第2乳磨牙牙体均较大，儿童颌骨较小，特别是上颌结节发育不足。②恒牙萌出角度异常，特别是近中萌出角度增加。

(2)临床表现：一般在8岁以后，第1恒磨牙仍未萌出受阻部位，即可判断为不可逆性异位萌出。第1恒磨牙异位萌出的发生率为2%～6%，其中2/3发生在上颌，可发生在单侧或双侧。有60%以上的异位萌出的第1恒磨牙可自行调整其位置而正常萌出，故称为可逆性异位萌出。仍有1/3不能萌出，称为不可逆性异位萌出。临床上可见第1恒磨牙的近中边缘嵴阻生于第1乳磨牙的远中颈部之下，而其远中边缘嵴萌出，并使牙冠倾斜。X线显示第2乳磨牙远中根面有小的吸收区或有非典型性弧形根吸收，第1恒磨牙近中边缘嵴嵌入吸收区，第2乳磨牙间隙开始缩小。

(3)治疗：①早期发现可以不处理，追踪观察。②如果8岁后仍不能萌出到正常位置，应采用如下治疗措施。钢丝分离法：用0.5～0.7 mm的钢丝在上颌的第1恒磨牙和第2乳磨牙间进行结扎分离。截冠修复法：当下颌第2乳磨牙的远中根被完全吸收，而近中根完好时，在近中根做根管充填后，截除远中部分牙冠，并用金属冠修复剩余牙冠。当第2乳磨牙牙根吸收严重时，拔除第2乳磨牙，并做导萌器，引导恒牙萌出到正常位置。

2.低位乳牙

低位乳牙常指乳牙牙根一度发生吸收，而后吸收间歇中沉积的牙骨质又和牙槽骨粘连，形成骨性愈合，使该乳牙高度不能达到咬合平面所致。

(1)病因：①牙根吸收中的修复活动过于活跃，在乳牙牙根吸收过程中又可沉积新的牙骨质和牙槽骨，如果这种修复过程过于活跃，产生过多的牙槽骨就有可能使牙根和骨质愈合，结果使乳牙粘连下沉而长期不脱落。②其他还有外伤、邻牙邻接面形态异常、邻牙丧失、缺失等。

(2)临床表现:①低位乳牙好发于下颌第 2 乳磨牙。②患牙无自觉症状,正常的生理动度消失,叩诊呈高调音。③患牙平面低于邻牙平面 1～4 mm,严重时在邻牙牙颈部以下。④X 线检查显示患牙牙周膜间隙消失,牙根面和牙槽骨融为一体。

(3)治疗:①定期观察,如导致继承恒牙萌出受阻或异位萌出,应及时拔除该低位乳牙。②恢复𬌗面高度。③拔除患牙,保持间隙。

(四)乳牙滞留

乳牙滞留是指继承恒牙已萌出,未能按时脱落的乳牙,或恒牙未萌出,保留在恒牙列中的乳牙。

1.病因

(1)先天缺失恒牙、埋伏阻生。

(2)乳牙根尖病变破坏牙槽骨使恒牙萌出过早,而乳牙也可滞留不脱落。

(3)继承恒牙萌出方向异常。

(4)继承恒牙萌出无力。

(5)全身性因素及遗传因素,如佝偻病、侏儒症、外胚叶发育不全等。

(6)多数或全部乳牙滞留,原因不清。

2.临床表现

(1)乳牙滞留:常见于 1 个乳牙,其次是两个乳牙。两个乳牙滞留往往是对称性的。多发性乳牙滞留较少见。

(2)混合牙列时期:最常见的是下颌乳中切牙滞留,后继恒中切牙于舌侧萌出,乳牙滞留于唇侧,呈双排牙现象。其次是第 1 乳磨牙的残根和残冠滞留于萌出的第 1 前磨牙颊侧或舌侧。第 2 乳磨牙滞留多是后继恒牙牙胚的先天缺失或埋伏阻生。

3.诊断要点

已到达替换时期尚未替换的乳牙,而且该乳牙根部或唇、颊、舌侧又有继承恒牙萌出。也有因无后继恒牙而致先行乳牙很久滞留于牙列中,甚至呈现在恒牙列中。

4.治疗

当恒牙异位萌出,滞留的乳牙应尽早拔除。虽已过替换期,但 X 线检查显示无继承恒牙牙胚,则不予以处理。

五、牙齿脱落异常

乳牙明显晚于正常脱落期仍未脱落,主要表现为牙齿固连和乳牙滞留。

(一)牙齿固连

牙齿固连是指牙骨质与牙槽骨直接结合,患牙处于萌出停滞状态。原因尚不明确。一般认为与乳牙根生理性吸收和骨沉积交替过程中,牙周组织发育障碍有关,也可能与遗传因素有关,因为一个家族常有多个成员发生固连。

1.诊断

(1)最常累及的牙齿是下颌第1乳磨牙,其次是下颌第2乳磨牙。

(2)牙齿下沉,低于邻牙的正常𬌗平面。①轻度:患牙𬌗面在与邻牙接触点上方。②中度:患牙𬌗面在与邻牙接触点平齐或以上的位置。③重度:患牙𬌗面平齐或低于邻面牙龈。

(3)叩诊检查:为高调实性叩诊音。

(4)牙齿缺乏正常的生理动度。

(5)X线检查可能表现为牙周膜消失,根骨连接处不清楚。由于投照角度的问题,并不能完全准确显示。需结合临床检查。X线检查需注意有无继承恒牙胚,有时会出现恒牙胚的先天缺失。

2.治疗

(1)轻度者定期复查。如不能自行脱落替换,根据恒牙胚的发育状况择期拔除。

(2)中度者或轻度者恒牙胚先天缺失时,可以用树脂或全冠修复,恢复咬合高度。

(3)重度者考虑拔除乳牙,保持间隙。

(4)松解法加正畸牵引的方法,目前尚有争议。

(二)乳牙滞留

乳牙滞留指继承恒牙胚已经萌出,乳牙仍未脱落。主要原因为继承恒牙胚萌出方向异常;继承恒牙胚先天缺失、埋伏阻生;继承恒牙胚萌出无力;全身性因素,如佝偻病、侏儒症、外胚叶发育不全、颅骨锁骨发育不良等;有些多数或全部乳牙滞留的原因目前尚不清楚。

1.诊断

(1)最常见于替牙期的下颌乳切牙,其次是乳磨牙或上颌乳切牙的残根、残冠滞留。

(2)已经到达替牙期,继承恒牙从舌侧或唇颊侧萌出,乳牙仍未脱落,呈"双排牙"现象。乳牙可能松动,也可能完全不松动。

(3)继承恒牙胚先天缺失时,乳牙可滞留于恒牙牙列中,维持较长时间不脱落。

(4)伴有全身性疾病时,常出现多数或全部乳牙不能按时脱落,恒牙胚埋伏阻生。

(5)X线检查可协助诊断及查找原因。

2.治疗

(1)恒牙已经萌出,相应乳牙尚未脱落者,应尽早拔除滞留乳牙,以利于恒牙复位。

(2)若继承恒牙先天缺失,滞留乳牙又不松动,亦无病损者,可暂保留。待乳牙脱落后,进行修复治疗。

第三节　牙体慢性损伤

一、牙体磨损

单纯的机械摩擦作用造成牙体硬组织缓慢、渐进性地丧失称为磨损。在正常咀嚼过程中,随年龄的增长,牙齿𬌗面和邻面由于咬合而发生的均衡的磨耗称为生理性磨损,牙齿组织磨耗的程度与年龄是相称的。临床上,常由正常咀嚼以外的某种因素引起个别牙或一组牙,甚至全口牙齿的磨损不均或过度磨损,称为病理性磨损。

(一)病因

1.牙齿硬组织结构不完善

发育和矿化不良的釉质与牙本质易出现磨损。

2.𬌗关系不良,𬌗力负担过重

无颌关系的牙齿不发生磨损,甚至没有磨耗;深覆𬌗、对刃𬌗或有𬌗干扰的牙齿磨损重。缺失牙齿过多或牙齿排列紊乱可造成个别牙或一组牙负担过重而发生磨损。

3.硬食习惯

多吃粗糙、坚硬食物的人,全口牙齿磨损较重。

4.不良习惯

工作时咬紧牙或以牙咬物等习惯可造成局部或全口牙齿的严重磨损或牙齿特定部位的过度磨损。

5.全身性疾病

全身性疾病,如胃肠功能紊乱、神经症或内分泌紊乱等,导致的咀嚼肌功能失调而造成牙齿磨损过度;唾液内黏蛋白含量减少,降低了其对牙面的润滑作用而使牙齿磨损增加。

(二)病理

因磨损而暴露的牙本质小管内成牙本质细胞突逐渐变性,形成死区或透明层,相应部位近髓端有修复性牙本质形成,牙髓发生营养不良性变化。修复性牙本质形成的量依牙本质暴露的面积、时间和牙髓的反应而定。

(三)临床表现及其并发症

1.磨损指数

测定牙齿磨损指数已提出多种,其中较完善和适合临床应用的是 Smith 和 Knight(1984)提出的,包括牙齿的𬌗、颊(唇)、舌面、切缘及牙颈部的磨损程度在内的牙齿磨损指数(5 度)。

(1)0 度:釉面特点未丧失,牙颈部外形无改变。

(2)1 度:釉面特点丧失,牙颈部外形丧失极少量。

(3)2 度:釉质丧失,牙本质暴露少于表面积的 1/3,切缘釉质丧失,刚暴露牙本质,牙颈部缺损深度在 1 mm 以内。

(4)3 度:釉质丧失,牙本质暴露多于牙面的 1/3,切缘釉质和牙本质丧失,但尚未暴露牙髓和继发牙本质,牙颈部缺损深达 1~2 mm。

(5)4 度:釉质完全丧失,牙髓暴露或继发牙本质暴露,切缘的牙髓或继发牙本质暴露,牙颈部缺损深度>2 mm。

2.临床表现和并发症

随着磨损程度的增加,可出现不同的症状。

(1)釉质部分磨损:露出黄色牙本质或出现小凹面。一些磨损快、牙本质暴露迅速的病例,可出现牙本质过敏症。

(2)釉质全部磨损:𬌗面除了周围环为半透明的釉质外,其余均为黄色光亮的牙本质(图 2-18)。牙髓可因长期受刺激而发生渐进性坏死或髓腔闭锁;亦可因磨损不均而形成锐利的釉质边缘和高陡牙尖,如上颌磨牙颊尖和下颌磨牙舌尖,使牙齿在咀嚼时受到过大的侧方殆力而产生殆创伤;或因充填式牙尖造成食物嵌塞,发生龈乳头炎,甚至牙周炎;过锐的牙尖和边缘还可能刺激颊、舌黏膜,形成黏膜白斑或创伤性溃疡。

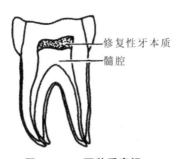

修复性牙本质
髓腔

图 2-18　殆面釉质磨损

(3)牙本质继续迅速磨损,可使髓腔暴露,引起牙髓病和根尖周病。

(4)全口牙齿磨损严重,牙冠明显变短,颌间距离过短可导致颞下颌关节病变和关节后压迫症状。

(四)防治原则

(1)去除病因:如改正不良习惯、调殆、修复缺失牙及治疗引起磨损的全身性疾病等。

(2)对症治疗:磨损引起的牙本质过敏症可行脱敏治疗。

(3)个别牙齿重度磨损与对殆牙之间有空隙的,深的小凹面用充填法治疗;牙齿组织缺损严重者可在牙髓治疗后用高嵌体或全冠修复。

(4)多个牙齿重度磨损可用殆垫适当抬高颌间距离。

二、磨牙症

睡眠时有习惯性磨牙或清醒时有无意识的磨牙习惯,称为磨牙症。

(一)病因

磨牙症的病因虽然至今尚未明确,但与下列因素有关。

1.精神因素

口腔具有表示紧张情绪的功能。患者的惧怕、愤怒、敌对、抵触等情绪,若因某种原因难以表现出来,这些精神因素,特别是焦虑、压抑、情绪不稳等可能是磨牙症病因的重要因素之一。

2.殆因素

神经紧张的个体中,任何殆干扰均可能是磨牙症的触发因素。磨牙症患者的殆因素多为正中殆早接触,即牙尖交错位殆干扰,以及侧方殆时非工作侧的早接触。临床上用调殆的方法也能成功治愈部分磨牙症。殆因素是口腔健康的重要因素,但是否为引起磨牙症的媒介尚有争议。

3.中枢神经机制

目前有趋势认为磨牙症与梦游、遗尿、噩梦一样,是睡眠中大脑部分唤醒的症状,是一种与白天情绪有关的中枢源性的睡眠紊乱,由内部或外部的、心理或生理的睡眠干扰刺激所触发。

4.全身其他因素

与寄生虫有关的胃肠功能紊乱、儿童营养缺乏、血糖血钙浓度、内分泌紊乱、变态反应等都可能成为磨牙症的发病因素。有些病例表现为遗传性。

5.职业因素

汽车驾驶员、运动员,以及要求精确性较高的工作者,如钟表工,均有发生磨牙症的倾向。

(二)临床表现

患者在睡眠时或清醒时下意识地做典型的磨牙动作,可伴有"嘎嘎"响声。磨牙症可引起牙齿殆面和邻面的严重磨损,可出现牙磨损并发的各种症状。顽固性磨牙症会导致牙周组织破坏、牙齿松动或移位、牙龈退缩、牙槽骨丧失。磨牙症还能引起颞下颌关节紊乱综合征、颌骨或咀嚼肌的疲劳或疼痛、面痛、头痛并向耳部和颈部放散。疼痛为压迫性和钝性,早晨起床时尤为显著。

(三)治疗原则

1.除去致病因素

心理治疗,调殆,治疗与磨牙症发病有关的全身性疾病等。

2.对症治疗

治疗因磨损引起的并发症。

3.其他治疗

对顽固性病例应制作殆垫,定期复查。

三、楔状缺损

牙齿的唇、颊或舌面牙颈部的硬组织在某些因素长期作用下逐渐丧失,形成楔状缺损。

(一)病因

楔状缺损的发生和发展与下列因素有关。

1.**不恰当的刷牙方法**

唇(颊)侧牙面的横刷法是导致楔状缺损的主要因素之一。其根据:①此病不见于动物;②少发生在牙的舌面;③不刷牙者很少发生楔状缺损;④离体实验横刷牙颈部可以制造典型的楔状缺损,且为旋转法刷牙所造成牙体组织磨损量的两倍以上。

2.**牙颈部结构**

牙颈部釉牙骨质交界处是整个牙齿中釉质和牙骨质覆盖量最少或无覆盖的部位,为牙体结构的薄弱环节,加之牙龈在该处易发生炎症和萎缩,故该部位耐磨损力最低。

3.**酸的作用**

龈沟内的酸性环境可使牙颈部硬组织脱矿,受摩擦后易缺损。唾液腺的酸性分泌物、喜吃酸食、唾液 pH 的变化、胃病反酸等均与缺损的发生有关。

4.**应力疲劳**

牙齿萌出至建立咬合关系后,即开始承受咀嚼压力。根据断裂力学理论,牙齿硬组织中长期应力集中的部位可以产生应力疲劳微裂,导致硬组织的损伤甚至断裂。已有生物力学研究证实,当给牙齿与牙长轴成 45°方向的载荷时,颊侧颈部应力集中系数最大。模拟拾力疲劳的人牙离体试验已证明在试验牙颊舌向纵剖面的颊半侧颈部牙本质中,用扫描电镜见到多条方向一致的细微裂纹,而其他处无类似发现。该试验还表明横刷牙、酸蚀和拾力疲劳 3 个因素作用的积累与协同导致了试验性楔状缺损的发生,其中拾力因素对楔形缺损的形成和加深起了重要的作用。临床研究结果证实,楔状缺损的患病与咬合力的增加和积累关系密切,与患牙承受水平拾力和创伤拾力关系密切。

(二)临床表现

(1)多见于中年以上患者的前磨牙区,其次是第 1 磨牙和尖牙。有时范围涉及第 2 恒磨牙以前的全部牙齿,常见邻近数个牙齿,且缺损程度可不相同。偶见年轻患者单个牙齿的楔状缺损,均伴有该患牙的颌干扰。中老年人中,该病的发病率可达 60%~90%。

(2)缺损多发生在颊、唇侧,少见于舌侧。调查资料表明老年人中,舌侧缺损的患病率达15.2%,好发牙位是第 1 磨牙和第 2 磨牙。

(3)楔状缺损由浅凹形逐渐加深,表面光滑,边缘整齐,为牙齿本色。

(4)楔状缺损达牙本质后,可出现牙本质过敏症,深及牙髓时可引起牙髓和根尖周病。缺损过多可导致牙冠折断。

(三)防治原则

1.消除病因

检查𬌗干扰并行调整,改正刷牙方法。

2.纠正环境

纠正口腔内的酸性环境,改变饮食习惯,治疗胃病,用弱碱性含漱液漱口,如2%小苏打溶液。

3.修复缺损

患牙出现缺损必须进行修复,黏结修复效果好。

4.对症治疗

出现其他相关疾病时,应进行相应的治疗。

四、酸蚀症

酸蚀症是牙齿受酸侵蚀,硬组织发生进行性丧失的一种疾病。20世纪,酸蚀症主要指长期与酸雾或酸酐接触的工作人员的一种职业病。随着社会进步和劳动条件的改善,这种职业病明显减少。近年来,饮食习惯导致的酸蚀症上升,由饮食酸性物质引起的青少年患病率增高,已引起了人们的重视。反酸的胃病患者,牙齿亦可发生类似损害。

(一)病因

酸蚀症的致病因素主要是酸性物质对牙组织的脱矿作用,而宿主可以影响酸性物质而导致酸蚀症的发生。有发病情况的调查研究发现,无论饮食结构如何,酸蚀症仅发生于易感人群。

1.酸性物质

(1)饮食酸:酸性饮料(如果汁和碳酸饮料)的频繁饮用,尤其青少年饮用酸性饮料日趋增加。饮食酸包括果酸、柠檬酸、碳酸、乳酸、醋酸、抗坏血酸和磷酸等弱酸。酸性饮料 pH 常低于5.5,由于饮用频繁,牙面与酸性物质直接接触时间增加而导致酸蚀症。

(2)职业相关酸性物质:工业性酸蚀症曾经发生在某些工厂,如化工、电池、电镀、化肥等工厂空气中的酸雾或酸酐浓度超过规定标准,致使酸与工人牙面直接接触而导致职业性酸蚀症。盐酸、硫酸和硝酸是对牙齿危害最大的三类酸。其他酸,如磷酸、醋酸、柠檬酸等,酸蚀作用较弱,主要集聚在唇侧龈缘下釉牙骨质交界处或牙骨质上。接触的时间越长,牙齿破坏越严重。与职业相关的酸蚀症,如游泳运动员在氯气处理的游泳池中游泳,因为氯气遇水产生次氯酸和氯化氢,可导致发生牙酸蚀症,还如职业品酒员因频繁接触葡萄酒(pH 为 3～3.5)而发生酸蚀症等。

(3)酸性药物:口服药物,如补铁药、口嚼维生素 C、口嚼型阿司匹林及患胃酸缺乏症的患者用的替代性盐酸等的长期服用,均可造成酸蚀症。某种防牙石的漱口液(含乙二胺四乙酸)也可能使牙釉质表面发生酸蚀。

(4)胃酸:消化期胃液含 0.4% 的盐酸。胃病长期反酸、呕吐及慢性酒精中毒者的胃炎和反胃均可形成后牙舌面和腭面的酸蚀症,有时呈小点状凹陷。

2.宿主因素

(1)唾液因素:口腔环境中,正常分泌的唾液和流量对牙表面的酸性物质有缓冲和冲刷作用。如果这种作用能够使牙表面 pH 下降到 5.5 以下,可以阻止牙酸蚀症的发生。如果唾液流速和缓冲能力降低,如头颈部放射治疗、唾液腺功能异常或长期服用镇静药、抗组胺药等,则牙面接触酸性物质发生酸蚀症的可能性就更大。

(2)生活方式的改变:酸性饮食增多的生活习惯,尤其在儿童时期就建立的习惯,或临睡前喝酸性饮料的习惯是酸蚀症发生的主要危险因素。剧烈的体育运动导致脱水和唾液流速下降,加上饮用酸性饮料可对牙造成双重损害。

(3)刷牙因素:刷牙的机械摩擦作用加速了牙面因酸脱矿的牙硬组织缺损,是酸蚀症形成的因素之一。对口腔卫生的过分关注,如频繁刷牙,尤其是饭后立即刷牙,可能加速酸蚀症的进展。

(4)其他因素:咬硬物的习惯或夜磨牙等与酸性物质同时作用,可加重酸蚀症。

(二)临床表现

前牙唇面釉质的病变缺损(以酸性饮料引起的酸蚀症为例)可分为 5 度(图 2-19)。

1.1 度

仅牙釉质受累。唇、腭面釉质表面横纹消失,牙面异常平滑,呈熔融状,吹干后色泽晦暗;切端釉质外表呈熔融状,咬合面牙尖圆钝,外表呈熔融状,无明显实质缺失。

2.2 度

仅牙釉质丧失。唇、腭面牙釉质丧失,牙表面凹陷,凹陷宽度明显大于深度;切端沟槽样病损;咬合面牙尖或沟窝有杯口状病损。

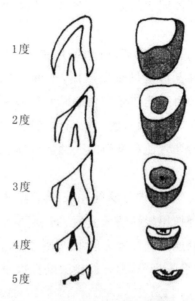

1 度

2 度

3 度

4 度

5 度

图 2-19　酸蚀症的程度

3.3 度

牙釉质和牙本质丧失,牙本质丧失面积小于牙表面积的 1/2。唇、腭面牙釉质牙本质丧失,切端沟槽样病损明显,唇面观切端透明;咬合面牙尖或沟窝的杯口状病损明显或呈弹坑状病损。

4.4 度

牙釉质和牙本质丧失,牙本质丧失面积大于牙表面积的 1/2。各牙面的表现同 3 度所描述,范围扩大加深,但尚未暴露继发牙本质和牙髓。

5.5 度

(1)釉质大部分丧失,牙本质丧失至继发牙本质暴露或牙髓暴露,牙髓受累。

(2)酸蚀患牙对冷、热和酸刺激敏感。

(3)酸蚀 3~4 度已近髓腔或牙髓暴露,可继发牙髓炎和根尖周病。

(4)与职业有关的严重患者,牙感觉发木、发酸,并可伴有其他口腔症状,如牙龈出血、牙齿咀嚼无力、味觉减退,以及出现全身症状,如结膜充血、流泪、畏光、皮炎、呼吸道炎症、嗅觉减退、食欲缺乏、消化障碍。

(三)防治原则

1.对因治疗

改变不良的生活习惯,改善劳动条件,治疗有关的全身性疾病。

2.个人防护

与职业有关的患者使用防酸口罩,定期用3%的小苏打溶液漱口,用防酸牙膏刷牙。

3.对症治疗

对症治疗为对牙齿敏感症、牙髓炎和根尖周病的治疗。

4.牙体缺损

可用复合树脂修复或桩冠修复。

五、牙隐裂

未经治疗的牙齿硬组织由于物理因素的长期作用而出现临床不易发现的细微裂纹,称为牙隐裂。牙隐裂是导致成年人牙齿劈裂,继而牙齿丧失的一种主要疾病。

(一)病因

1.牙齿结构的薄弱环节

正常人牙齿结构中的窝沟和釉板均为牙齿发育遗留的缺陷区,不仅本身的抗裂强度最低,而且是牙齿承受正常颌力时应力集中的部位,因此是牙隐裂发生的内在条件。

2.牙尖斜面牙齿

在正常情况下,即使受到应力值最小的0°轴向力时,由于牙尖斜面的存在,在窝沟底部同时受到两个方向相反的水平分力作用,即劈裂力的作用。牙尖斜度越大,所产生的水平分力越大。因此,承受力部位的牙尖斜面是牙隐裂发生的易感因素。

3.创伤性𬌗力

随着年龄的增长,可由于牙齿磨损不均出现高陡牙尖,正常的咀嚼力则变为创伤性𬌗力。原来就存在的窝沟底部劈裂力量明显增大,致使窝沟底部的釉板可向牙本质方向加深加宽,这是微裂纹的开始。在𬌗力的继续作用下,裂纹逐渐向牙髓方向加深。创伤性𬌗力是牙隐裂发生的重要致裂因素。

4.温度作用

釉质和牙本质的膨胀系数不同,在长期的冷热温度循环下,可使釉质出现裂纹。这点可解释与咬合力关系较小的牙面上微裂的发生。

(二)病理

隐裂起自窝沟底或其下方的釉板,随𬌗力作用逐渐加深。牙本质中微裂壁呈底朝殆面的三角形,其上牙本质小管呈多向性折断,有外来色素与荧光物质沉积。该陈旧断面在微裂牙完全劈裂后的裂面上,可与周围的新鲜断面明显区分。断面及其周边常可见牙本质暴露和并发龋损。

(三)临床表现

(1)牙隐裂好发于中老年患者的磨牙殆面,以上颌第 1 磨牙最多见。

(2)最常见的主诉为较长时间的咀嚼不适或咬合痛,病史长达数月甚至数年。有时咬在某一特殊部位可引起剧烈疼痛。

(3)隐裂的位置磨牙和前磨牙殆面细微微裂与窝沟重叠,如磨牙和前磨牙的中央窝沟,上颌磨牙的舌沟,向一侧或两侧延伸,越过边缘嵴。微裂方向多为殆面的近远中走行,或沿一主要承受颌力的牙尖,如上颌磨牙近中舌尖附近的窝沟走行。

(4)检查所见患牙多有明显磨损和高陡牙尖,与对颌牙咬合紧密,叩诊不适,侧向叩诊反应明显。不松动但功能动度大。

(5)并发疾病微裂纹达牙本质并逐渐加深的过程,可延续数年,并出现牙本质过敏症、根周膜炎、牙髓炎和根尖周病。微裂达根分歧部或牙根尖部时,还可引起牙髓和牙周的联合疾病,最终可导致牙齿完全劈裂。

(6)患者全口殆力分布不均,患牙长期殆力负担过重,即其他部位有缺失牙-未治疗的患牙或不良修复体等。

(7)X 线检查可见到某部位的牙周膜间隙增宽,相应的硬骨板增宽或牙槽骨出现 X 线透射区,也可以无任何异常表现。

(四)诊断

1.病史和早期症状

较长期的咬合不适和咬在某一特殊部位时的剧烈疼痛。

2.叩诊

分别于各个牙尖和各个方向叩诊,可以帮助患牙定位,叩痛显著处则为微裂所在位置。

3.温度试验

当患牙对冷敏感时,以微裂纹处最显著。

4.裂纹的染色检查

2%～5%的碘酊溶液可使已有的裂纹清晰可见。

5.咬楔法

将韧性物,如棉签或小橡皮轮放在可疑微裂处做咀嚼运动时,可以引起疼痛。

(五)防治原则

1.对因治疗

调整创伤性𬌗力,调磨过陡的牙尖。注意全口的𬌗力分布,要尽早治疗和处理其他部位的问题,如修复缺失牙等。

2.早期微裂的处理

微裂仅限于釉质或继发龋齿时,如牙髓尚未波及,应做间接盖髓后复合树脂充填,调𬌗并定期观察。

3.对症治疗

出现牙髓病、根尖周病时应做相应处理。

4.防止劈裂

在做牙髓治疗的同时,应该大量调磨牙尖斜面,永久充填体选用复合树脂为宜。如果微裂为近远中贯通型,应同时做钢丝结扎或戴环冠,防止牙髓治疗过程中牙冠劈裂。多数微裂牙单用调𬌗不能消除劈裂性的力量,所以在对症治疗之后,必须及时做全冠保护。

六、牙根纵裂

牙根纵裂是指未经牙髓治疗的牙齿根部硬组织在某些因素作用下发生与牙长轴方向一致的、沟通牙髓腔和牙周膜间隙的纵向裂缝。牙根纵裂首先由我国报道。

(一)病因

本病病因尚不完全清楚,其发病与以下因素密切相关。

1.创伤性𬌗力及应力疲劳

临床资料表明,患牙均有长期负担过重史,大多数根纵裂患者的牙齿磨损程度较正常人群严重,𬌗面多有深凹存在。加上邻牙或对侧牙缺失,使患牙较长时间受到创伤性𬌗力的作用;根纵裂患者光𬌗分析结果证实,患牙在正中𬌗时承受的接触𬌗力明显大于其他牙;含根管系统的下颌第 1 磨牙三维有限元应力分析表明,牙齿受偏离生理中心的力作用时,其近中根尖处产生较大的拉应力,且集中于近中根管壁的颊舌面中线处。长期应力集中部位的牙本质可以发生应力疲劳微裂,临床根纵裂最多发生的部位正是下颌第 1 磨牙拉应力集中的部位。

2.牙根部发育缺陷及解剖因素

临床有 25%～30% 的患者根纵裂发生在双侧同名牙的对称部位,仅有程度的不同。提示有某种发育上的因素。上颌第 1 磨牙近中颊根和下颌第 1 磨牙近中根均为磨牙承担殆力较重而牙根解剖结构又相对薄弱的部位,故为根纵裂的好发牙根。

3.牙周组织局部的慢性炎症

临床资料表明,牙根纵裂患者多患慢性牙周炎,虽然患者牙周炎程度与患牙根纵裂程度无相关关系,但患牙牙周组织破坏最重处正是根纵裂所在的位点。大多数纵裂根一侧有深及根尖部的狭窄牙周袋,表明患牙牙周组织长期存在的炎症对根纵裂的发生、发展及并发牙髓和根尖周的炎症可能有关系。长期的殆创伤和慢性炎症均可使根尖部的牙周膜和牙髓组织变为充血的肉芽组织,使根部的硬组织-牙本质和牙骨质发生吸收。而且受损的牙根在创伤性殆力持续作用下,在根尖部应力集中的部位,沿结构薄弱部位可以发生微裂,产生根纵裂。

(二)病理

裂隙由根尖部向冠方延伸,常通过根管。在根尖部,牙根完全裂开,近牙颈部则多为不全裂或无裂隙。根尖部裂隙附近的根管壁前期牙本质消失,牙本质和牙骨质面上均可见不规则的吸收陷窝,偶见牙骨质沉积或菌斑形成。牙髓表现为慢性炎症,有化脓灶或坏死。裂隙附近的根周膜变为炎症性肉芽组织,长入并充满裂隙内。裂隙的冠端常见到嗜伊红物质充满在裂隙内。

(三)临床表现

(1)牙根纵裂多发生于中、老年人的磨牙,其中以下第 1 磨牙的近中根最多见。其次为上磨牙的近中颊根。可单发或双侧对称发生,少数病例有两个以上的患牙。

(2)患牙有较长期的咬合不适或疼痛,就诊时也可有牙髓病和(或)牙周炎的自觉症状。

(3)患牙牙冠完整,无牙体疾病,殆面磨损 3 度以上,可有高陡牙尖和殆面深凹,叩诊根裂侧为浊音,对温度诊的反应视并发的牙髓疾病不同而变化。

(4)患牙与根裂相应处的牙龈可有红肿扪痛,可探到深达根尖部的细窄牙周袋,早期可无深袋;常有根分歧暴露和牙龈退缩,牙齿松动度视牙周炎和殆创伤的程度而不同。

(5)患者全口牙殆力分布不均,多有磨牙缺失,长期未修复。患牙在症状发生前曾是承担殆力的主要牙齿。

(四)X线表现

1.纵裂根的根管影像

均匀增宽,增宽部分无论多长,均起自根尖部。有4种表现:①患根根管影像仅在根尖1/3处增宽(图2-20A);②患根根管影像在1/2~2/3处增宽(图2-20B);③患根根管影像全长增宽(图2-20C);④患根纵裂片横断分离,增宽部分无论多长均起自根尖部(图2-20D)。

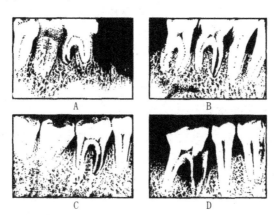

图2-20　根纵裂的X线表现

2.牙周组织表现

可有患根周围局部性骨质致密,牙周膜间隙增宽,根分歧部骨质丧失及患根周围的牙槽骨垂直吸收或水平吸收。

(五)诊断

(1)中老年人牙冠完整的磨牙,有长期咬合痛,并出现牙髓、牙周炎症状,应考虑除外根纵裂。

(2)磨牙一侧有叩痛,叩诊浊音,有深及根尖的细窄牙周袋。

(3)患牙根髓腔特有的X线表现是诊断牙根纵裂的主要依据。如X线片上根髓腔不清,可改变投照角度。

(4)注意对照同名牙的检查与诊断。

(六)鉴别诊断

(1)牙根纵裂发生于未经牙髓治疗的活髓牙齿,可与根管治疗后发生的牙根纵裂鉴别。

(2)牙根纵裂X线检查显示起自根尖部的呈窄条增宽的根管影像可与因牙

髓肉芽性变造成的内吸收相鉴别,后者 X 线检查表现为髓室或根管某部位呈圆形、卵圆形或不规则膨大的透射区。

(3)牙根纵裂患牙牙冠完整且无任何裂损,可与牙冠劈裂导致的冠根纵劈裂相区别。

(七)治疗原则

(1)解除殆干扰,修复牙体形态,充填殆面深凹。

(2)对症治疗,并发牙髓根尖周病、牙周炎时,做相应的牙髓、牙周治疗。

(3)如健根牙周组织正常,可行患根的截根术或半切除术,除去纵裂患根,尽量保留部分患牙。

(4)全口牙列的检查、设计治疗,使全口殆力负担均衡。

七、殆创伤性磨牙根横折

磨牙,尤其是第 1 恒磨牙和第 2 恒磨牙是人类口腔中承担殆力的主要牙齿,其中承受应力较大的牙根在创伤性殆力作用下有可能发生折断,并导致一系列并发症。国内学者首先报道了这类殆创伤性磨牙根横折病例。

(一)病因

1.患牙长期承受过重的殆力和创伤性殆力

患者口内有多个缺失牙长期未修复,有不良修复体或其他患牙未治疗,根折患牙在出现症状前是承担咀嚼力的主要牙齿,而且为侧方殆时,尤其在非工作侧有明显的殆干扰。

2.磨牙应力集中的解剖部位

生物力学试验证实多根牙因其解剖特点,在受力时各根的应力分布是不均衡的,如上颌第 1 磨牙,牙根分叉显著,在正中咬合时,腭根受力最大。当侧方殆非工作侧有殆干扰时,腭根颈 1/3 与中 1/3 交界处应力值最大,牙齿硬组织长期应力集中部位可以产生应力疲劳而致微裂。磨牙发生于牙体和牙周组织健康时,该部位是创伤性殆力导致根横折的易感区。

3.突然的咬合外伤

突然的咬合外伤,如吃饭时咬到小沙子、不慎误咬筷子等。这种外力不同于一般的外伤力量,它选择性地作用在患牙咬合时承受压力最大的牙根特定部位,造成折断。

(二)临床表现

本病好发于中、老年人无牙体疾病的上磨牙腭根,其次是远中颊根。

(1)患牙长期咬合不适或痛,可有急性咬合外伤史。

(2)牙冠完整,叩诊不适或痛,根折侧叩诊浊音。

(3)可并发牙髓病、根尖周病及患根的牙周疾病。

(4)患牙可有 1～2 度松动,功能性动度 2～3 度。

(5)侧方𬌗干扰以非工作侧为主,全口𬌗力分布不均衡。

(三)X 线表现

患牙的某 1 根有 X 线透射的横折线(图 2-21),还可有牙周膜间隙增宽,偶见折断的根尖移位。

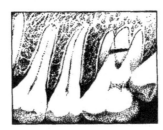

图 2-21 上磨牙腭侧根创伤性横折 X 线片

(四)诊断

除考虑临床表现,X 线表现是主要诊断指征。开髓后患根在折断线处的异常,探诊可协助诊断。

(五)治疗原则

1.调整咬合

去除患牙非工作侧𬌗干扰,注意均衡全口𬌗力负担。

2.对症治疗

牙髓活力正常且患根牙周组织正常者,可不做牙髓治疗,定期观察。已并发牙髓、根尖周病者做相应治疗。

3.折断根处理

折断的部位如不与龈袋相通,可行保守治疗(根管治疗);如果相通,则行手术治疗(根尖手术、截根术或半根切除术)。

第三章

牙髓与根尖周疾病

第一节 牙 髓 病

一、病因

牙髓位于牙齿内部,周围被矿化程度较高的牙本质所包围,外界刺激不易进入牙髓腔,引起牙髓病变,只有在刺激强度极大时,才可能使牙髓受到损害。牙髓组织通过1个或数个窄小的根尖孔与根尖周组织密切联系,牙髓中的病变产物和细菌很容易通过极尖孔向根尖周组织扩散,使根尖周组织发生病变。

在大多数情况下,牙髓的病变是在牙釉质、牙骨质和牙本质被破坏后产生的。牙髓的感染多由细菌引起,这些细菌都来自口腔,多数来自深龋洞。深龋洞是一个相当缺氧的环境,这些地方有利于厌氧菌的生长繁殖,当龋洞接近牙髓或已经穿通牙髓时,细菌或其产生的毒素可进入髓腔引起牙髓炎。其他一些近牙髓的牙体硬组织非龋性疾病,如外伤所致的牙折、楔状缺损过深使牙髓暴露、畸形中央尖、磨损后露髓、畸形舌侧窝、隐裂、严重的磨损等也可引起牙髓炎。牙齿患牙周病时,深达根尖的牙周袋可以使感染通过根尖孔或侧支根管进入髓腔,引起逆行性牙髓炎。另外菌血症或脓血症时,细菌可随血液循环进入牙髓,引起牙髓炎。除感染外,一些不当的刺激也会引起牙髓炎,如温度骤然改变,骤冷骤热便会引起牙髓充血,甚至转化为牙髓炎;治疗龋病时,某些充填材料含刺激性物质,会引起牙髓病变;消毒窝洞的药物刺激性过强,牙髓失活剂使用不当,洞的制备(备洞)时操作不当致产热过多等。

二、分类及临床表现

牙髓病是临床上常见的口腔疾病,可以表现为急性或慢性的过程,也可以互相转变。牙髓炎是牙髓病中发病率最高的一种疾病。牙髓病是指牙齿受到细菌感染、创伤、温度或电流等外来物理及化学刺激作用时,牙髓组织发生一系列病变的疾病。在组织病理学上,一般将牙髓分为正常牙髓和各种不同类型的病变牙髓。由于它们常存在着移行阶段和重叠现象,所以采用组织病理学的方法,有时要将牙髓状况的各段准确地分类也很困难。对于临床医师来说,重要的是需要判断患牙的牙髓是否通过实施一些临床保护措施而得以保留其生活状态且不出现临床症状。因此,根据牙髓的临床表现和治疗预后可分为可复性牙髓炎、不可复性牙髓炎、牙髓坏死、牙髓钙化和牙内吸收。其中不可复性牙髓炎又分为急性牙髓炎、慢性牙髓炎、残髓炎、逆行性牙髓炎。现将常见的牙髓病表现介绍如下。

可复性牙髓炎是一种病变较轻的牙髓炎,受到温度刺激时,产生快而锐的酸痛或疼痛,但不严重,刺激去除后,疼痛立即消失,每次痛的时间短暂,不拖延。检查可见无穿髓孔。如果致病时刺激因子被消除,牙髓可恢复正常;如果刺激继续存在,炎症继续发展,可成为不可复性牙髓炎。

有症状不可复性牙髓炎是有间断或持续的自发痛,骤然的温度可诱发长时间疼痛。患者身体姿势发生改变时也可引起疼痛,如弯腰或躺卧,这是由于体位改变使牙髓腔内压力增加所致。疼痛可以是锐痛,也可以是钝痛,但多数人不易指出患牙的确切位置,有时疼痛呈放散性。如果炎症渗出物得到引流,炎症可以消退,疼痛缓解;如得不到引流,刺激继续存在,则炎症加重而使牙髓坏死。

逆行性牙髓炎是牙周病的患牙在牙周组织破坏后,使根尖孔或侧支根尖孔外露,感染由此进入牙髓,引起牙髓炎症。表现为锐痛,近颈部牙面的破坏和根分歧处外露的孔所引起的炎症多为局限性,疼痛不剧烈。牙周袋深达根尖或接近根尖,冷、热刺激可引起疼痛。

残髓炎是指经过牙髓治疗后,仍有残存的少量根髓,并发生炎症。如干髓治疗的牙齿,经常发生残髓炎。常表现为自发性钝痛,放散到头面部,每天发作1～2次,疼痛持续时间较短,温度刺激痛明显,有咬合不适感或有轻微咬合痛,有牙髓治疗史。

牙髓坏死是指牙髓组织因缺氧而死亡的病变,经常是由于不可复性牙髓炎继续发展的结果,也可能由于化学药物的刺激产生,或者由于牙齿受到外伤或牙周炎破坏达根尖区,根尖周组织和根管内组织发生栓塞而使牙髓坏死,牙冠可变为黄色或暗灰色,冷、热刺激时都无反应。如不及时治疗,则病变可向根尖周组织扩展,引起根尖周炎。

三、治疗措施

(一)年轻恒牙的治疗特点

乳牙脱落后新萌出的恒牙牙根未发育完成,仍处在继续生长发育阶段,此阶段的恒牙称为年轻恒牙。年轻恒牙髓腔大,根管粗,牙本质薄,牙本质小管粗大,所以外来刺激易波及牙髓;年轻恒牙的牙根在萌出3~5年才能完全形成,牙髓组织与乳牙相似,因根尖开口较大,髓腔内血液供给丰富,发生炎症时,感染容易扩散,如得到及时控制,也可能恢复。

年轻恒牙牙髓组织不仅具有对牙有营养和感觉的功能,而且与牙齿的发育有密切关系。因此,牙髓炎的治疗以保存生活牙髓为首选治疗。年轻恒牙萌出后2~3年牙根才达到应有的长度,3~5年根尖才发育完成。所以,年轻恒牙牙髓炎应尽力保存活髓组织。如不能保存全部活髓,也应保存根部活髓;如不能保存根部活髓,也应保存患牙。治疗中常常选择盖髓术和活髓切断术。根尖敞开、牙根未发育完全的死髓牙应采用促使根尖继续形成的治疗方法,即根尖诱导形成术。

(二)恒牙髓腔解剖特点及开髓方法

1.上颌前牙

(1)髓腔解剖特点:一般为单根管,髓室与髓腔无明显界限,根管粗大,近远中纵剖面可见近远中髓角突向切方,唇舌向纵剖面可见髓室近舌隆突部膨大,根管在牙颈部横断面呈圆三角形。

(2)开髓方法:在舌面舌隆突上方垂直与舌面钻入,逐层深入,钻针应向四周稍微扩展,以免折断。当有落空感时,调整车针方向与牙体长轴方向一致进入髓腔,改用提拉动作揭去髓室顶,形成一顶向根方的三角形窝洞。

2.下颌前牙

(1)髓腔解剖特点:与上颌前牙基本相同,只是牙体积小,髓腔细小。

(2)开髓方法:开髓时车针一定要局限于舌隆突处,勿偏向近远中,开髓外形呈椭圆形,进入髓腔方向要与根管长轴一致,避免近远中侧穿。

3.上颌前磨牙

(1)髓腔解剖特点:髓室呈立方形,颊舌径大于近远中径,有两个细而突的髓角分别伸入颊舌尖内,分为颊舌两个根管,根分歧部比较接近根尖1/3处,从洞口很难看到髓室底。上颌第1前磨牙多为两个根管,上颌第2前磨牙可为1个根管,约40%为双根管。

（2）开髓方法：在𬌗面做成颊舌向的椭圆形窝洞，先穿通颊舌两髓角，不要将刚穿通的两个髓角误认为根管口，插入裂钻向颊舌方向推磨，把颊舌两髓角连通，便可揭开髓室顶。

4.下颌前磨牙

（1）髓腔解剖特点：单根管，髓室和根管的颊舌径较大，髓室和根管无明显分界线，牙冠向舌侧倾斜，髓腔顶偏向颊侧。

（2）开髓方法：在𬌗面偏颊尖处钻入，切勿磨穿近远中壁和颊舌侧壁，始终保持车针与牙体长轴一致。

5.上颌磨牙

（1）髓腔解剖特点：髓腔形态与牙体外形相似，颊舌径宽，髓角突入相应牙尖内，其中近中颊髓角最高，颊侧有近远中两个根管，根管口距离较近，腭侧有一粗大的根管，上颌第2磨牙可出现两个颊根融合为一个较大的颊根。

（2）开髓方法：开髓洞形要和牙根颈部横断面根管口连线一致，做成颊舌径长、近远中径短的圆三角形。三角形的顶在腭侧，底在颊侧，其中一边在斜嵴的近中侧与斜嵴平行，另一边与近中边缘嵴平行。

6.下颌磨牙

（1）髓腔解剖特点：髓腔呈近远中大于颊舌径的长方体。牙冠向舌侧倾斜，髓室偏向颊侧。髓室在颈缘下 2 mm，髓室顶至底的距离为 2 mm，一般有近中、远中两根，下颌第 1 磨牙有时有 3 根，近中根分为颊舌两根管，远中根可为一粗大的根管，也可分为颊舌两根管。下颌第 2 磨牙有时近中根和远中根在颊侧融合，根管也在颊侧融合，根管横断面呈"C"形。

（2）开髓方法：在𬌗面近远中径的中 1/3 偏颊侧钻入。开髓洞形为近远中边稍长、远中边稍短，颊侧洞缘在颊尖的舌斜面上，舌侧洞缘在中央沟处.开髓洞形的位置应在颊舌向中线的颊侧，可避免造成舌侧颈部侧穿和髓底台阶。

（三）髓腔和根管口的解剖规律

（1）髓室底的水平相当于釉牙骨质界的水平，继发牙本质的形成不会改变这个规律，所以釉牙骨质界可以作为寻找和确认髓室底的固定解剖标志。

（2）在釉牙骨质界水平的牙齿横截面上，髓腔形状与牙齿断面形状相同，并且位于断面的中央，就是说，髓室底的各个边界距离牙齿外表面是等距离的。

（3）继发性牙本质形成有固定的位置和模式，在髓腔的近、远、中、颊舌 4 个侧壁，髓室顶和髓室底表面呈球面状。

（4）颜色规律：①髓室底的颜色比髓腔壁的颜色深，即髓室底的颜色发黑，髓腔壁的颜色发白,黑白交界处就是髓室底的边界。②继发性牙本质比原发性牙本质颜色浅,即继发性牙本质是白色的,原发性牙本质是黑色的。

(5)沟裂标志:根管口之间有深色的沟裂相连,沟裂内有时会有牙髓组织。当根管口被重重的钙化物覆盖时,沿着沟裂的走向去除钙化物,在沟裂的尽头就能找到根管,这是相当快速而安全的技巧。

(6)根管口位于髓腔侧壁与髓室底交界处。

(7)根管口位于髓室底的拐角处。

(8)根管口分布对称性规律:除了上颌磨牙之外的多根牙,在髓室底画1条近远中方向的中央线,根管口即分布在颊舌两侧,并且对称性排列。就是说,颊舌根管口距离中央线的距离相等,如果只有1个根管口,则该根管口一定位于中线上或其附近不会偏离很大。根据这个规律,可以快速的判断下磨牙是否存在远中舌根管。

(四)寻找根管口的几种方法

(1)多根管牙常因增龄性变化或修复性牙本质的沉积,或髓石,或髓腔钙化,或根管形态变异等情况,而使根管口不易查找时,可借助于牙齿的三维立体解剖形态,从各个方向和位置来理解和看牙髓腔的解剖形态;并采用多种角度投照法所拍摄的X线片来了解和指出牙根和根管的数目、形状、位置、方向和弯曲情况;牙根对牙冠的关系;牙根及根管解剖形态的各种可能的变异情况等。

(2)除去磨牙髓腔内牙颈部位的遮拦根管口的牙本质领圈,以便充分暴露髓室底的根管口。

(3)采用能溶解和除去髓腔内坏死组织的根管冲洗剂,以彻底清理髓室后,根管口就很可能被察觉出来。

(4)探测根管口时,应注意选择髓室底较暗处的覆盖在牙骨质上方的牙本质和修复性牙本质上做彻底的探查。并且还应注意按照根管的方向进行探查。

(5)髓室底有几条发育沟,都与根管的开口方向有关,即沿髓室底的发育沟移行到根管口。所以应用非常锐利的根管探针沿着发育沟搔刮,可打开较紧的根管口。

(6)当已经指出一个根管时,可估计其余根管的位置,必要时可用小球钻在其根管可能或预期所在的发育沟部位除去少量牙本质,然后使用锐利探针刺穿钙化区,以找出根管口,除去牙颈部的牙本质领圈以暴露根管口的位置。注意钻磨发育沟时不要过分加深或磨平发育沟,以免失去这些自然标志而向侧方磨削或穿刺根分叉区。

（7）在髓室底涂碘酊,然后用稍干的乙醇棉球擦髓底以去碘,着色较深的地方常为根管口或发育沟。

（8）透照法:使用光导纤维诊断仪的光源透照颊舌侧牙冠部的硬组织,光线通过牙釉质和牙本质进入髓腔,可以看到根管口是个黑点;而将光源从软组织靠近牙根突出处进行透照,光线通过软组织、牙骨质和牙本质进入髓腔,则显示出根管口比附近的髓底部要亮一些。

（五）看牙要用橡皮障

对于大多数患者来说,橡皮障是个非常陌生的概念。其实在欧美很多发达国家,橡皮障已经被广泛使用,甚至在一些口腔治疗过程中,不使用橡皮障是违反医疗相关法规的。在国内,橡皮障也正逐步被一些高档诊所及口腔医院的特诊科所采纳,使得口腔治疗更专业、更无菌、更安全、更舒适。

什么是橡皮障呢?简单地说,橡皮障是在口腔科治疗中用来隔离需要治疗的牙齿的软性橡皮片。当然,橡皮障系统还需要有不同类型的夹子及面弓来固定。橡皮障的优点在于它提供了一个干燥清洁的工作区域,即强力隔湿,同时防止口腔内细菌向牙髓扩散,避免伤害口腔内舌、黏膜等软组织。橡皮障还能减少血液、唾液的飞溅,做好获得性免疫缺陷综合征、肝炎等相关传染病的普遍防护,减少交叉感染。对于患者,橡皮障可以提供安全、舒适的保障,这样在治疗过程中就不必注意要持续张口,或者担心会有碎片或者小的口腔器械掉到食管或者气管里,营造一个更轻松的术野。

从专业角度来讲,橡皮障技术的必要性毋庸置疑。例如,目前口腔科最常见的根管治疗应该像外科手术一样在无菌环境下,如果不采用橡皮障,就不能保证治疗区域处于无菌环境,这样根管感染及再感染的可能性将会大大提高。因此,我们常说有效控制感染是根管治疗成功的关键,而使用橡皮障是最重要的手段之一,它可以有效地避免手术过程中口腔环境对根管系统的再污染。此外,橡皮障技术可以更好地配合大量的根管冲洗,避免冲洗液对口腔黏膜的刺激,节约消毒隔离时间,减少诊间疼痛和提高疗效。正是由于橡皮障在根管治疗中如此的重要性,因此在美国,口腔根管治疗中不采用橡皮障是不合理的。其实,橡皮障最早使用应该是在口腔科的粘连修复中。国外目前流行的观点:如果没有橡皮障,最好就不要进行粘连修复。因为在粘连修复中,无论酸蚀前、后都需要空气干燥,强力隔湿,这样才能避免水蒸气、唾液等污染。橡皮障的应用明显提高粘连的强度,减少微渗。尽管放置橡皮障不是一种治疗方式,但它却是提高治疗效果的有效手段。当然在国内,作为一个较新的技术,口腔科医师还需要投入一定时间来熟悉新的材料和学习新的操作要求,这样才能达到掌握必要技术来有效率地应用产品。但是,毫无疑问,一旦条件成熟,大多数患者都将享受到橡皮障技术带来的安全舒适。

(六)开髓治疗

当牙病发展到牙髓炎时,治疗起来很复杂。首先要备洞开髓引流,牙髓坏死时,仅治疗 1 次即可清除冠髓和根髓,而牙髓有活力的,开髓引流后,还需牙髓失活,即人们常说的"杀神经",然后才能清除患病牙髓。经过局部清洗、消炎封药等步骤,牙髓炎症清除后,才能最后充填。

患者常常抱怨,治 1 颗牙,却需多次去医院。有些人误认为牙痛是龋洞引起的,把洞一次补上,牙就不疼了。单纯的龋病 1 次就可以治疗完毕,但牙髓炎就不同了,如果仅单纯将牙充填,只会使牙髓炎症渗出增多,髓腔压力增高,疼痛加重。所以牙髓炎必须经过治疗后才能充填。无论是采用干髓术,还是塑化术或根管治疗,都要经过牙髓失活或局麻下拔髓、局部消炎、充填等步骤。牙髓失活和消炎封药要经过一定的时间,一次不能完成,所以,发现了龋病,一定要尽早治疗,一旦发展到牙髓炎,到医院就诊的次数就多了,一次治疗不能完全解决问题。

为了减轻髓腔的压力,消除或减少牙髓组织所受到的刺激,缓解剧烈疼痛,医师常常在龋洞的底部或患牙的咬合面上,用牙钻钻开一个孔通到牙髓腔内,使髓腔内的渗出物或脓液排出,冲洗髓腔后,龋洞内放入樟脑酚棉球,它有安抚镇痛的作用。

人们经常对开髓有恐惧心理,认为开髓十分疼痛,因而牙痛也不肯去医院。开髓时的疼痛程度取决于牙髓的状态。牙髓已经坏死的,牙神经失去了活力,开髓时患者没有疼痛感。当牙髓部分坏死或化脓时,在钻针穿通髓腔的瞬间,患者有疼痛感,但一般都能耐受。在牙髓活力正常而敏感时,患者会感到锐痛难忍,这种情况医师会使用局部麻醉剂,达到抑制痛觉的作用,即使出现疼痛,也很轻微且持续时间短。

开髓时,患者应尽力与医师配合。首先,应张大口,按医师要求摆好头部姿势,让医师在最佳视野、体位下操作。其次,开髓时医师一般使用高速涡轮钻磨牙,钻针锋利,转速高达每分钟 25 万～50 万转,切割力很强,患者在医师操作时,切忌随便乱动,以免损伤软组织。若想吐口水或有其他不适,可举手或出声示意,待医师把机头从口中取出后再吐口水或说话。如果在磨牙时,患者突然移动头部或推医师手臂是十分危险的。

(七)常用治疗方法

1.牙髓失活术

牙髓失活术即"杀神经",是用化学药物使发炎的牙髓组织(牙神经)失去活力,发生化学性坏死。多用于急、慢性牙髓炎牙齿的治疗。失活药物分为快失活剂和慢失活剂两种。临床上采用亚砷酸、金属砷和多聚甲醛等药物。亚砷酸为快失活剂,封药时间为 24～48 小时;金属砷为慢失活剂,封药时间为 5～7 天;多聚甲醛作用更加缓慢温和,一般封药需 2 周左右。

封失活剂时穿髓孔应足够大,药物应准确放在穿髓孔处,否则起不到失活效果,邻面洞的失活剂必须用暂封物将洞口严密封闭,以防失活剂损伤牙周组织。封药期间,应避免用患牙咀嚼,以防对髓腔产生过大的压力引起疼痛。由于失活剂具有毒性,因此应根据医师嘱咐的时间按时复诊。时间过短,失活不全,给复诊时治疗造成困难;时间过长,药物可能通过根尖孔损伤根尖周组织。封药后可能有暂时的疼痛,但可自行消失,如果疼痛不止且逐渐加重,应及时复诊除去失活剂,敞开窝洞,待症状有所缓解后再行失活。

(1)拔髓通常使用拔髓针。拔髓针有 1 个"0"、2 个"0"和 3 个"0"之分。根管粗大时选择 1 个"0"的拔髓针;根管细小时,选择 3 个"0"的拔髓针。根据临床经验,选择拔髓针时,应细一号,也就是说,如根管直径应该使用 2 个"0"的拔髓针,实际上应使用 3 个"0"的拔髓针。这样使用,可防止拔髓针折断在根管内。特别是弯根管更要注意,以防断针。

(2)活髓牙应在局麻下或采用牙髓失活法去髓。为避免拔髓不净,原则上应术前拍片,了解根管的结构,尽量使用新的拔髓针。基本的拔髓操作步骤如下:拔髓针插入根管深约 2/3 处,轻轻旋转使根髓绕在拔髓针上,然后抽出。牙髓颜色和结构因病变程度而不同。正常牙髓拔出呈条索状,有韧性,色粉红;牙髓坏色者则呈苍白色,或呈淤血的红褐色,如为厌氧性细菌感染,则有恶臭。

(3)对于慢性炎症的牙髓,组织较糟脆,很难完整拔出,未拔净的牙髓可用拔髓针或 10 号 K 形挫插入根管内,轻轻振动,然后用 3％过氧化氢溶液和生理盐水反复交替冲洗,使炎症物质与新生态氧形成的泡沫一起冲出根管。

(4)正常情况下,对于外伤露髓或意外穿髓的前牙,可以将拔髓针插到牙根 2/3 以下,尽量接近根尖孔,旋转 180°将牙髓拔出。对于根管特别粗大的前牙,还可以考虑双针术拔髓。

双针术:先用 75％的乙醇溶液消毒洞口及根管口,参照牙根实际长度,先用光滑髓针沿远中根管侧壁慢慢插入根尖 1/3 部,稍加晃动,使牙髓与根管壁稍有分离,给倒钩髓针造一通路。同法在近中制造通路,然后用两根倒钩髓针在近远中沿通路插至根尖 1/3 部,中途如有阻力,不可勉强深入,两针柄交叉同时旋转180°,钩住根髓拔除。操作时避免粗暴动作,以免断于根管内,不易取出。双针术在临床实践中能够较好的固定牙髓组织,完整拔除牙髓组织的成功率更高,避免将牙髓组织撕碎造成拔髓不全,不失为值得推广的治疗牙髓病的一种好方法。

(5)后牙根管仅使用拔髓针很难完全拔净牙髓,尤其是后牙处在牙髓炎晚期,牙髓组织腐坏,拔髓后往往容易残留根尖部牙髓组织。这会引起术后疼痛,影响疗效。具体处理方法是用小号挫(15 到 20 号,建议不要超过 25 号),稍加力,反复提拉。这样反复几次,如果根管不是很弯(<30°),一般都能到达根尖,再用 2 个"0"或 3 个"0"的拔髓针,插到无法深入处,轻轻旋转,再拉出来,通常能看到拔髓针尖端有很小的牙髓组织。

(6)如根管内有残髓,可将干髓液(对苯二酚的乙醇饱和液)棉捻在根管内封5~7 天(根内失活法),再行下一步处置。

(7)拔髓前在根管内滴加少许乙二胺四乙酸,可起到润滑作用,使牙髓更容易从根管中完整拔出。这是一种特别有效的方法,应贯穿在所有复杂的拔髓操作中。润滑作用仅仅是乙二胺四乙酸的作用之一,乙二胺四乙酸有许多其他的作用:①与钙离子螯合使根管内壁的硬组织脱钙软化,有溶解牙本质的作用。既可节省机械预备的时间,又可协助扩大狭窄和阻塞的根管,具有清洁作用,最佳效能时间为 15 分钟。②具有明显的抗微生物性能。③对软组织中度刺激,无毒,也可用作根管冲洗。④对器械无腐蚀。⑤使牙本质小管管口开放,增加药物对牙本质的渗透。

乙二胺四乙酸作用广泛,是近年来比较推崇的一种口内用药。

如果临床复诊中不可避免的出现因残髓而致的根管探痛,应在髓腔内注射盐酸阿替卡因,然后将残髓彻底拔除干净。

拔髓针拔完牙髓后很难将拔髓针清洗干净,有一种简单、快速的方法,具体操作如下:右手拿 1 根牙刷,左手拿拔髓针,用牙刷从针尖向柄刷同时用水冲。最多两下就可以清洗干净。如果不行,左手就拿针顺时针旋转两下,不会对拔髓针有损坏。

(8)砷剂外漏导致牙龈大面积烧伤的处理方法:在局麻下切除烧伤的组织,直至出现新鲜血再用碘仿加牙周塞止血,一般临床普遍用此法。使用碘仿纱条时应注意要多次换药,这样效果才会好一点。

防止封砷剂外漏的方法:止血;尽可能地去净腐质;一定要注意隔湿,吹干;

丁氧膏不要太硬;棉球不要太大。注意尽可能不用砷剂,用砷剂封药后应叮嘱患者如出现牙龈瘙痒,应尽快复诊,以免出现不良的后果。医师应电话随访,以随时了解情况。

2.盖髓术

盖髓术是保存活髓的方法,即在接近牙髓的牙本质表面或已经露髓的牙髓创面上,覆盖具有使牙髓病变恢复效应的制剂,隔离外界刺激,促使牙髓形成牙本质桥,以保护牙髓,消除病变。盖髓术又分为直接盖髓术和间接盖髓术。常用的盖髓剂有氢氧化钙制剂、氧化锌丁香油糊剂等。

做盖髓术时,注意要把盖髓剂放在即将暴露或已暴露的牙髓的部位,然后用氧化锌丁香油糊剂暂时充填牙洞。做间接盖髓术需要观察两周,如果两周后牙髓无异常,可将氧化锌去除部分后行永久充填;若出现牙髓症状,有加重的激发痛或出现自发痛,应进行牙髓治疗。做直接盖髓术时,术后应每半年复查1次,至少观察两年,复诊要了解有无疼痛、牙髓活动情况、叩诊是否疼痛、X线表现,若无异常,就可以认为治疗成功。

当年轻人的恒牙不慎受到外伤致使牙髓暴露,以及单纯龋洞治疗时意外穿髓(穿髓直径不超过0.5 mm),可将盖髓剂盖在牙髓暴露处再充填,这是直接盖髓术。当外伤深龋去净腐质后接近牙髓时,可将盖髓剂放至近髓处,用氧化锌丁香油黏固剂暂封,观察1~2周,若无症状,再做永久性充填,这是间接盖髓术。

无明显自发痛,龋洞很深,去净腐质又未见明显穿髓点时,可采取间接盖髓术作为诊断性治疗,若充填后出现疼痛,则可诊断为慢性牙髓炎,进行牙髓治疗。盖髓术成功的病例,表现为无疼痛不适,已恢复咀嚼功能,牙髓活力正常,X线检查显示有钙化牙本质桥形成,根尖未完成的牙齿,根尖继续钙化。但应注意的是,老年人的患牙若出现了意外穿髓,不宜行直接盖髓术,可酌情选择塑化治疗或根管治疗。

直接盖髓术的操作步骤有以下几点。

(1)局部麻醉,用橡皮障将治疗牙齿与其他牙齿分隔,用麻醉剂或灭菌生理盐水冲洗暴露的牙髓。

(2)如有出血,用灭菌小棉球压迫,直至出血停止。

(3)用氢氧化钙覆盖暴露的牙髓,可用已经配制好的氢氧化钙,也可用当时调配的氢氧化钙(纯氢氧化钙与灭菌水、盐水或麻醉剂混合)。

(4)轻轻地冲洗。

(5)用树脂改良型玻璃离子保护氢氧化钙,进一步加强封闭作用。

(6)用牙釉质/牙本质黏结系统充填备好的窝洞。

(7)定期检查患者的牙髓活力,并做 X 线检查。

3.活髓切断术

活髓切断术是指在局麻下将牙冠部位的牙髓切断并去除,用盖髓剂覆盖于牙髓断面,保留正常牙髓组织的方法。切除冠髓后,断髓创面覆盖盖髓剂,形成修复性牙本质,可隔绝外界刺激,根髓得以保存正常的功能。根尖尚未发育完成的牙齿,术后仍继续钙化完成根尖发育。较之全部牙髓去除疗法,疗效更为理想,也比直接盖髓术更易成功,但疗效并不持久,一般在根尖孔形成后,再做根管治疗。

根据盖髓剂的不同,可分为氢氧化钙活髓切断术和甲醛甲酚活髓切断术。年轻恒牙的活髓切断术与乳牙活髓切断术有所不同,年轻恒牙是禁止用甲醛甲酚类药物的,术后要定期复查,术后 3 个月、半年、1 年、2 年复查 X 线片。观察牙根继续发育情况,成功标准为无自觉症状,牙髓活力正常,X 线检查显示有牙本质桥形成,根尖继续钙化,无根管内壁吸收或根尖周病变。

活髓切断术适用于感染局限于冠部牙髓,根部无感染的乳牙和年轻恒牙;深龋去腐质时意外露髓,年轻恒牙可疑为慢性牙髓炎,但无临床症状;年轻恒牙外伤露髓,但牙髓健康;畸形中央尖等。病变发生越早,活髓切断术成功率越高。儿童的身体健康状况也影响治疗效果,所以医师选择病例时,不仅要注意患牙情况,还要观察全身状况。

(1)活髓切断术的操作步骤:活髓切断术是指切除炎症牙髓组织,以盖髓剂覆盖于牙髓断面,保留正常牙髓组织的方法。其操作步骤为无菌操作、除去龋坏组织、揭髓室顶、髓腔入口的部位、切除冠髓、放盖髓剂、永久充填。在这里重点讲髓腔入口的部位。为了避免破坏过多的牙体组织,应注意各类牙齿进入髓腔的部位:①切牙和尖牙龋多发生于邻面,但要揭开髓室顶,在舌面备洞。用小球钻或裂钻从舌面中央钻入,方向与舌面垂直,钻过釉质后,可以感到阻力突然减小,此时即改变牙钻方向,使之与牙长轴方向一致,以进入髓腔。用球钻在洞内提拉,扩大和修复洞口,以充分暴露近远中髓角,使髓室顶全部揭去。②上颌前磨牙的牙冠近远中径在颈部缩窄,备洞时可由𬌗面中央钻入,进入牙本质深层后,向颊、舌尖方向扩展,即可暴露颊舌髓角,揭开髓室顶。注意备洞时近远中径不能扩展过宽,以免造成髓腔侧穿。③下颌前磨牙的牙冠向舌侧倾斜,髓室不在𬌗面正中央下方,而是偏向颊尖处。颊尖大,颊髓线角粗而明显,钻针进入的位置应偏向颊尖。④上颌磨牙近中颊、舌牙尖较大,其下方的髓角也较为突出。牙冠的近远中径在牙颈部缩窄,牙钻在颌面备洞应形成一个颊舌径长,颊侧近远中径短的类似三角形。揭髓室顶应从近中舌尖处髓角进入,然后扩向颊侧近远中髓角,注意颊侧两根管口位置较为接近。⑤下颌磨牙牙冠向舌侧倾斜,髓室偏向颊侧,颊髓角突出明显,备洞应在合面偏向颊侧近颊尖尖顶处,窝洞的舌侧壁略超过中央窝。揭髓室顶也应先进入近中颊侧髓角,以免造成髓腔受损。

(2)活髓切断术的应用指征和疗效:临床上根髓的状况可根据断髓面的情况来判断。如断面出血情况、出血是否在短时间内可以止住。另外从龋齿的深度、患儿有无自发症状等情况辅助判断。疗效方面,成功率比较高,对乳牙来说,因为要替换,所以效果较好。但是恒牙治疗远期会引起根管钙化,增加日后根管治疗的难度。所以,如果根尖发育已经完成的患牙,建议还是做根管治疗。如果根尖发育未完成,可以先做活切,待根尖发育完成后,改做根管治疗,这样可以减轻钙化程度。

乳牙牙髓感染处于持续状态,易成为慢性牙髓炎。本来牙髓病的临床与病理诊断符合率差别较大,又因乳牙牙髓神经分布稀疏,神经纤维少,反应不如恒牙敏感,加上患儿主诉不清,使得临床上很难提出较可靠的牙髓病诊断。因此,在处理乳牙牙髓病时,不宜采取过于保守的态度。临床明确诊断为深龋的乳牙,其冠髓组织病理学表现和牙髓血常规表示分别有82.4%和78.4%的冠髓已有慢性炎症表现,因此也提出采用冠髓切断术治疗乳牙近髓深龋,较有实效。

(3)常用的用于活髓切断术的盖髓剂:甲醛甲酚、戊二醛和氢氧化钙。①甲醛甲酚活髓切断术:甲醛甲酚活髓切断术用于乳牙有较高的成功率,虽然与氢氧化钙活髓切断术的临床效果基本相似,但在X片上相比时,发现甲醛甲酚活髓切断术的成功率超过氢氧化钙活髓切断术。采用氢氧化钙的乳牙牙根吸收是失败的主要原因,而甲醛甲酚活髓切断术可使牙根接近正常吸收而脱落。②戊二醛活髓切断术:近年来发表了一些甲醛甲酚有危害性的报道,认为甲醛甲酚对牙髓组织有刺激性,从生物学的观点看不太适宜。且有报道称成功率只有40%,内吸收的发生与氢氧化钙无明显差异。因此提出用戊二醛做活髓切断术的盖髓剂。认为它的细胞毒性小,能固定组织不向根尖扩散,且抗原性弱,成功率接近90%。③氢氧化钙活髓切断术:以往认为有根内吸收的现象,但近年来用氢氧化钙或氢氧化钙碘仿做活髓切断术的动物试验和临床观察都取得了较好的结果,也是应用最广泛的药物。

4.干髓术

用药物使牙髓失活后,磨掉髓腔上方的牙体组织,除去感染的冠髓,在无感染的根髓表面覆盖干髓剂,使牙髓无菌干化成为无害物质。干髓剂作为天然的根髓填充材料,隔离外界的刺激,根尖孔得以闭锁,根尖周组织得以维持正常的功能,患牙得以保留。这种治疗牙髓炎的方法叫干髓术。常用的干髓剂多为含甲醛的制剂,如三聚甲醛、多聚甲醛等。

做干髓术时,要注意将干髓剂放在根管口处,切勿放在髓室底部,尤其是乳磨牙,以免药物刺激根分叉的牙周组织。一般干髓术后观察两年,患牙无症状及相关阳性体征,X线检查未见根尖病变者方可认为成功。

干髓术的远期疗较差,但是操作简便、经济,在我国,尤其是在基层仍被广泛应用。干髓术适用于炎症局限于冠髓的牙齿,但临床上不易判断牙髓的病变程度,所以容易失败。成人后牙的早期牙髓炎或意外穿髓的患牙;牙根已形成,尚未发生牙根吸收的乳磨牙牙髓炎患牙;有些牙做根管治疗或塑化治疗时不易操作,如上颌第磨牙,或老年人张口受限时,可考虑做干髓术。

由于各种原因引起的后牙冠髓未全部坏死的各种牙髓病,可行干髓术。干髓术操作简便,便于开展,尤其是在医疗条件落后的地区。随着我国口腔事业的发展,干髓术能否作为一种牙髓治疗方法而继续应用,存在很大的争议。干髓术后随着时间延长,疗效呈下降趋势。

(1)严格控制适应证,干髓术后易变色,仅适用于后牙且不伴尖周炎,故对严重的牙周炎、根髓已有病变的患牙、年轻恒牙根尖未发育完成者禁用。

(2)配制有效的干髓剂,用以尽可能保证治疗效果,不随意扩大治疗范围。

(3)严格操作规程,对失活剂用量、时间及干髓剂的用量、放置位置均严格要求。

(4)术后适当降𬌗,严重缺损的可行冠保护。

5.牙髓息肉

慢性牙髓炎的患牙穿髓孔大,血运丰富,使炎症呈息肉样增生并自髓腔突出,称为牙髓息肉。牙髓息肉呈红色肉芽状,触之无痛但易出血,是慢性牙髓炎的一种表现,可将息肉切除后按治疗牙髓炎的方法保留患牙。

当查及患牙深洞有息肉时,还要与牙龈息肉和牙周膜息肉相鉴别。牙龈息肉多是牙龈乳头向龋洞增生所致。牙周膜息肉发生于多根牙的龋损发展过程中,不但髓腔被穿通,而且髓室底也遭到破坏,外界刺激使根分叉处的牙周膜反应性增生,息肉状肉芽组织穿过髓室底穿孔处进入髓腔,外观极似息肉。在临床上进行鉴别时,可用探针探察息肉的蒂部以判断息肉的来源,当怀疑是息肉时,可自蒂部将其切除,见出血部位在患牙邻面龋洞龈壁外侧的龈乳头位置,即可证实判断。当怀疑是牙周膜息肉时,应仔细探察髓室底的完整性,X线检查可辅助诊断。一旦诊断是牙周膜息肉,应拔除患牙。

(八)C形根管系统的形态、诊断和治疗

1.C形根管系统的形态与分类

C形根管系统可出现于人类上、下颌磨牙中,但以下颌第2磨牙多见。下颌第2磨牙C形根管系统的发生率在不同人种之间差异较大,在混合人群中为8%,而在中国人中则高达31.5%。双侧下颌可能同时出现C形根管系统,Sabala等对501例患者的全口牙位曲面断层X线片进行了回顾性研究,结果显示在下颌第2磨牙出现的C形根管中有73.9%呈现对称性。

C形牙根一般表现为在锥形或方形融合牙根的颊侧或舌侧有一深度不一的冠根向纵沟,该纵沟的存在使牙根的横断面呈C形。一般认为,Hertwig上皮根鞘未能在牙根舌侧融合,可导致牙根舌侧冠根向纵沟的出现。从人类进化的角度讲,下颌骨的退化使牙列位置空间不足,下颌第2磨牙的近远中根趋于融合而形成C形牙根。C形牙根中的根管系统为C形根管系统。C形根管最主要的解剖学特征是存在一个连接近远中根管的峡区,该峡区很不规则,可能连续,也可能断开。峡区的存在使整个根管口的形态呈现180°弧形带状外观。

Melton基于C形牙根横断面的研究,发现C形根管系统从根管口到根尖的形态可发生明显变化,同时提出了一种分类模式,将所有C形根管分为3型:C_1型表现为连续的C形,近舌和远中根管口通常为圆形,而近颊根管口呈连续的条带状连接在它们之间,呈现180°弧形带状外观或C形外观;C_2型表现为分号样,近颊根管与近舌根管相连而呈扁长形,同时牙本质将近颊与远中根管分离,远中根管为独立圆形;C_3型表现为2个或3个独立的根管。有学者对具有融合根的下颌第2磨牙根管系统进行研究,结果显示C形根管从根管口到根尖的数目和形态可发生明显变化。

2.C形根管系统的诊断

成功治疗C形根管系统的前提是正确诊断C形根管系统,即判断C形根管系统是否存在及其大致解剖形态。仅仅从临床牙冠的形态很难判断是否存在C形根管系统,常规开、拔髓之后可以探清根管口的形态。敞开根管口后,用小号锉进行仔细探查,可更准确地了解C形根管口的特点。手术显微镜下,增强的光源和放大的视野使C形根管口的形态更清晰,诊断更容易、准确。

Cooke和Cox认为通过术前X线检查很难诊断C形根管,所报道的3例C形根管的X线片均表现为近远中独立的牙根。第1例C形根管是在根管治疗失败后进行意向再植时诊断的,第 2 例和第 3 例则是因为根管预备过程中持续的出血和疼痛类似第 1 例而诊断。最近的研究表明,可以通过下颌第 2 磨牙术前 X 线表现诊断 C 形根管的存在和了解整个根管系统的大致形态。具有 C 形根管系统的牙根多为从冠方向根就具有连续锥度的锥形或方形融合根。少数情况下,由于连接近远中两根的牙本质峡区过于狭窄,C 形根管的 X 线影像表现为近远中分离的两个独立牙根。将锉置于近颊根管内所摄的 X 线片似有根分叉区的穿孔,这种 X 线特征在 C_1 型 C 形根管中更多见。

3.C 形根管系统的治疗

C 形根管系统的近舌及远中根管可以进行常规根管预备,峡区的预备则不可超过 25 号,否则会发生带状穿孔。G 型扩孔钻也不能用来预备近颊根管及峡区。由于峡区存在大量坏死组织和牙本质碎屑,单纯机械预备很难清理干净,使用小号锉及大量 5.25% 的次氯酸钠结合超声波冲洗是彻底清理峡区的关键。在手术显微镜的直视下,医师可以看清根管壁及峡区内残留的软组织和异物,检查根管清理的效果。

C 形根管系统中,近舌及远中根管可以进行常规充填。放置牙胶以前应在根管壁上涂布一层封闭剂,采用超声根管锉输送技术比手工输送技术使封闭剂在根管壁上的分布更均匀。为避免穿孔的发生,C 形根管的峡区在预备时不能足够敞开,侧方加压针也不易进入到峡区很深的位置,采用侧方加压充填技术往往很难致密充填根管的峡区,用热牙胶进行充填更合适。热牙胶垂直加压充填可以使大量的牙胶进入根管系统,对峡区和不规则区的充填比侧方加压和机械挤压效果好。Liewehr 等采用热侧方加压法充填 C 形根管取得了较好的效果。手术显微镜下,医师可以清楚地观察到加压充填过程中牙胶与根管壁之间的密合度,有利于提高根管充填的质量。因此,要有效治疗 C 形根管系统,需采用热牙胶和超声封闭剂输送技术。

C 形根管系统治疗后进行充填修复时,可以将根管口下方的牙胶去除 2～4 mm,将银汞充入髓室和根管形成银汞桩核;也可以在充填银汞前,在根管壁上涂布黏结剂以增加固位力和减少冠面微渗漏的发生。如果要预备桩腔,最好在根管充填完成后行即刻桩腔预备,以减少根管微渗漏的发生。桩腔预备后,根管壁的厚度应 ≥ 1 mm 以防根折,根尖区至少保留 5 mm 的牙胶。桩钉应置入呈管状的远中根管,因为桩钉与根管壁之间的适应性及应力的分布更合理,而在近舌或近颊根管中置入桩钉可能导致根管壁穿孔。所选用桩钉的宽度应尽可能小,以最大限度保存牙本质和增加牙根的强度。

4.C 形根管系统的治疗预后

严格按照生物机械原则进行根管预备、充填和修复,C 形根管的治疗预后与一般磨牙没有差别。随访时除观察患牙的临床症状和进行局部检查外,应做X 线检查以观察根分叉区有无病变发生,这是因为该区很难充填,而且常常有穿孔的危险。由于 C 形牙根根分叉区形态的特殊性,常规根管治疗失败后无法采用牙半切除术或截根术等外科方法进行治疗。可以视具体情况选择根管再治疗或意向再植术。

(九)牙髓-牙周联合病变的治疗

1.原发性牙髓病变继发牙周感染

由牙髓病变引起牙周病变的患牙,牙髓多已坏死或大部分坏死,应尽早进行根管治疗。病程短者,单纯进行根管治疗,牙周病变即可完全愈合。若病程长久,牙周袋已存在时,则应在根管治疗后观察 3 个月,必要时再行常规的牙周治疗。

2.原发性牙周病变继发牙髓感染

原发性牙周病变继发牙髓感染的患牙能否保留,主要取决于该牙周病变的程度和牙周治疗的预后。如果牙周袋能消除或变浅,病变能得到控制,则可做根管治疗,同时开始牙周病的一系列治疗。如果多根牙只有一个牙根有深牙周袋而引起牙髓炎,且患牙不太松动,则可在根管治疗和牙周炎控制后,将患根截除,保留患牙。如牙周病已十分严重,则可直接拔除。

3.牙髓病变和牙周病变并存

对于根尖周病变与牙周病变并存,X 线检查显示广泛病变的牙,在进行根管治疗与牙周基础治疗中,应观察半年以上,以待根尖病变修复;若半年后骨质仍未修复或牙周炎症不能控制,则再行进一步的牙周治疗,如翻瓣术等。总之,应尽量查清病源,以确定治疗的主次。在不能确定的情况下,死髓牙先做根管治疗,配合一般的牙周治疗,活髓牙则先做牙周治疗和调𬌗,若疗效不佳,再视情况行根管治疗。

在牙髓-牙周联合病变的病例中,普遍存在着继发性咬合创伤,纠正咬合创伤在治疗中是一个重要环节,不能期待一个有严重骨质破坏的牙,在功能负担很重的情况下发生骨再生和再附着。

牙髓-牙周联合病变的疗效基本令人满意,尤其是第一类,具有相当高的治愈率。

(十)急性牙髓炎开髓后仍然剧烈疼痛的原因

急性牙髓炎疼痛机制可分为外源性和内源性两个方面。一方面,急性牙髓炎时,由于血管通透性增加,血管内血浆蛋白和中性粒细胞渗出到组织中引起局部肿胀,从而机械压迫该处的神经纤维引起疼痛。这就是引起疼痛的外源性因素。另一方面,渗出物中各种化学介质,如 5-羟色胺、组胺、缓激肽和前列腺素在发炎牙髓中都能被检出。这些炎性介质是引起疼痛的内源性因素。据报道有牙髓炎症状时,其牙髓内炎性介质浓度高于无症状患者牙髓内浓度。

急性牙髓炎时行开髓引流术能降低髓腔内压力而缓解疼痛,但不能完全去除炎性介质,加上开髓时物理刺激和开放髓腔后牙髓组织受污染,有些患者术后疼痛加重。本组研究急性牙髓炎开髓引流术疼痛缓解率为 78.2%,术后疼痛加重率为 21.8%。

急性牙髓炎时采用封髓失活法,甲醛甲酚具有止痛作用,并能使血管壁麻痹,血管扩张出血形成血栓,从而引起血运障碍而使牙髓无菌性坏死。暂封剂中丁香油也有安抚止痛作用。154 例急性牙髓炎行封髓失活疗法疼痛缓解率为 92.2%,疼痛加重率为 7.8%,与开髓引流比较有显著差异($P < 0.01$)。剧烈疼痛患者一般服用镇静止痛药后疼痛缓解。剧痛一般在术后 24 小时内出现,持续两个小时左右,之后疼痛逐渐消退。本组研究观察到急性牙髓炎时采用封髓疗法完成牙髓治疗总次数少于开髓引流术组($P < 0.01$)。该结果与 Weine 结果相近。急性牙髓炎最好的治疗方法是行根管治疗术,但由于受国情所限,对部分有干髓适应证患者行干髓治疗术。

(十一)牙髓炎治疗过程中可能出现的并发症

治疗牙髓炎可采用干髓术、塑化术、根管治疗等方法,治疗过程中可能出现一些并发症。

1.封入失活剂后疼痛

封入失活剂后一般情况下可出现疼痛,但较轻可以忍受,数小时即可消失。有些患牙因牙髓急性炎症未得到缓解,暂封物填压穿髓孔处太紧而出现剧烈疼痛。此时应去除暂封药物,以生理盐水或蒸馏水充分冲洗窝洞,开放安抚后再重新封入失活剂或改用麻醉方法去除牙髓。

2.失活剂引起牙周坏死

当失活剂放于邻面龋洞时,由于封闭不严,药物渗漏,造成龈乳头及深部组织坏死。

3.失活剂引起药物性根尖周炎

失活剂引起药物性根尖周炎主要是由于失活剂封药时间过长造成患牙有明显的咬合痛、伸长感、松动,应立即去除全部牙髓,用生理盐水冲洗,根管内封入碘制剂。因而使用失活剂时,应控制封药时间,交代患者按时复诊。

4.髓腔穿孔

由于髓腔的形态有变异,术者对髓腔解剖形态不熟悉,或开髓的方向与深度掌握失误,根管扩大操作不当等原因造成髓腔穿孔。探入穿孔时出血疼痛,新鲜穿孔可在用生理盐水冲洗、吸干后,用氢氧化钙糊剂或磷酸锌黏固粉充填。

5.残髓炎

干髓术后数周或数年又出现牙髓炎的症状,可诊断为残髓炎,这是由于根髓失活不全所致,是干髓术常见的并发症。塑化治疗的患牙也可出现残髓炎,是由于塑化不全,根尖部尚存残髓未被塑化或有遗漏根管未做处理。若出现残髓炎,则应重新治疗。

6.塑化剂烧伤

牙髓塑化过程中,塑化液不慎滴到黏膜上,可烧伤黏膜,出现糜烂、溃疡,患者感觉局部灼痛。

7.术后疼痛、肿胀

由于操作过程中器械穿出根尖孔或塑化液等药物刺激所致根尖周炎症反应所致。

8.器械折断于根管内

在扩大根管时使用器械不当,器械原有损伤或质量不佳;或当医师进行操作时患者突然扭转头等原因,可导致器械折断于根管内。

9.牙体折裂

经过牙髓治疗后的患牙,牙体硬组织失去了来自牙髓的营养和修复功能,牙体组织相对薄弱,开髓制洞时要磨去髓腔上方的牙齿组织,咀嚼硬物时易致牙折裂,所以在治疗时要注意调整咬合,并防止切割牙体组织过多。必要时做全冠保护,并嘱患者不要咬过硬的食物。

第二节　急性根尖周炎

急性根尖周炎临床上以患牙及其周围组织肿痛为主要表现。可分为急性浆液性根尖周炎和急性化脓性根尖周炎。根据脓液相对集聚区域的不同,临床上急性化脓性根尖周炎可分为 3 个阶段:根尖周脓肿、骨膜下脓肿及黏膜下脓肿。

一、诊断要点

急性根尖周炎各发展阶段的诊断要点见表 3-1。

表 3-1 急性根尖周炎各发展阶段的诊断要点

症状和体征	浆液期	根尖周脓肿期	骨膜下脓肿期	黏膜下脓肿期
疼痛	咬合痛	持续跳痛	极剧烈跳痛	咬合痛缓解
叩痛	(+)～(++)	(++)～(+++)	最剧烈(+++)	(++)～(+)
松动度	Ⅰ°Ⅱ°～Ⅲ°	Ⅲ°	Ⅰ°	
根尖区牙龈	无变化/潮红	小范围红肿	红肿明显,广泛	肿胀明显,局限
扪诊	不适	疼痛	剧烈疼痛+深波动感	轻痛+浅波动感
全身症状	无	无/轻	可有发热、乏力,血常规升高	消退

二、鉴别诊断

急性根尖周脓肿与急性牙周脓肿的鉴别要点见表 3-2。

表 3-2 急性根尖周脓肿与急性牙周脓肿的鉴别要点

鉴别点	急性根尖周脓肿	急性牙周脓肿
感染来源	感染根管	牙周袋
病史	较长期牙体缺损史、牙痛史、牙髓治疗史	长期牙周炎病史
牙体情况	深龋洞,近髓的非龋性疾病,修复体	一般无深及牙髓的牙体疾病
牙髓活力	多无	多有
牙周袋	无	深,迂回曲折
感染来源	感染根管	牙周袋
脓肿部位	靠近根尖部,中心位于龈颊沟附近	较近唇(颊)侧或舌(腭)侧牙龈缘
脓肿范围	较弥散	局限于牙周袋壁
疼痛程度	重	相对较轻
牙松程度	相对轻,病愈后牙恢复稳固	明显,消肿后仍很松动
叩痛	很重	相对较轻
X线表现	无明显异常表现,若患牙为慢性根尖周炎急性发作,根尖周牙槽骨显现透射影像	牙槽骨嵴破坏,可有骨下袋
病程	相对较长,脓液自根尖向外排出的时间需5～6 天	相对较短,一般 3～4 天可自溃

三、治疗要点

急性根尖周炎的诊疗程序见图 3-1。

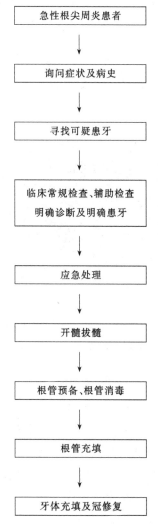

图 3-1 急性根尖周炎的诊疗程序

第三节 慢性根尖周炎

慢性根尖周炎表现为炎症性肉芽组织的形成和牙槽骨的破坏。慢性根尖周炎一般没有明显的疼痛症状,病变类型可有根尖周肉芽肿、慢性根尖周脓肿、根尖周囊肿和根尖周致密性骨炎。

一、诊断要点

(一)症状

一般无明显的自觉症状,有的患牙可在咀嚼时有不适感。也有因牙龈出现脓包而就诊者。在临床上多可追问出患牙有牙髓病史、反复肿痛史或牙髓治疗史。

(二)检查

(1)患牙可查到深龋洞、充填体或其他牙体硬组织疾病(图 3-2)。

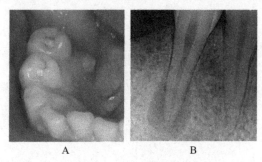

A　　　　　　　　　B

图 3-2　畸形中央尖导致慢性根尖周炎

A.右下第 2 前磨牙畸形中央尖;B.X 线检查显示右下第 2 前磨牙根尖周透射影

(2)牙冠变色,失去光泽。洞内探诊无反应,牙髓活力测验无反应。

(3)叩痛(-)或叩痛(±)。患牙一般无明显松动。

(4)有窦型慢性根尖周炎的窦道口多数位于患牙根尖部的唇、颊侧牙龈表面,也有开口于患牙舌、腭侧牙龈者,偶尔还可见开口位于远离患根处。此时应仔细检查找出正确的患牙,必要时可自窦道口插入诊断丝拍摄 X 线示踪片以确定窦道的来源,避免将窦道口附近的健康牙误诊为患牙(图 3-3)。

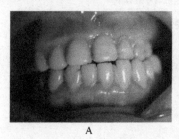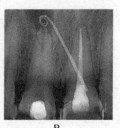

A　　　　　　　　　B

图 3-3　慢性根尖周炎

A.左上中切牙唇侧牙龈可见瘘管;B.X 线示踪片显示指向右上中切牙根尖区透射影

(5)X线检查显示患牙根尖区骨质变化的影像(图 3-4)。不同的 X 线影像有时可提示慢性根尖周炎的类型:①根尖部圆形透射影,直径<1 cm,边界清晰,周围骨质正常或稍显致密,多考虑为根尖周肉芽肿;②根尖区透射影边界不清楚,形状也不规则,周围骨质较疏松呈云雾状,多为慢性根尖周脓肿(图 3-5);③较小的根尖周囊肿在根尖片上与根尖周肉芽肿难以区别,可见有大的根尖周囊肿。

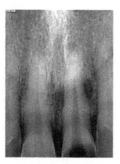

图 3-4　左上中切牙慢性根尖周炎合并牙根外吸收

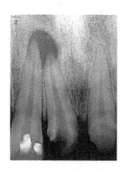

图 3-5　根尖周囊肿 X 线影像

二、鉴别诊断

依据 X 线检查结果对慢性根尖周炎进行诊断时,必须结合临床表现与非牙髓源性的根尖区病损相鉴别。例如,非牙源性的颌骨内囊肿和其他肿物在 X 线片上的表现与各型慢性根尖周炎的影像,尤其是较大的根尖周囊肿的影像极为相似。这些疾病与慢性根尖周炎的主要区别是病变所涉及患牙的牙髓活力多为正常,仔细观察 X 线片,可分辨出根尖部牙周膜间隙与根尖周其他部位的牙周膜间隙是连续、规则的透射影像,患牙牙根可因压迫移位。必要时还可辅以口腔科锥体束计算机体层显像(CT)进行诊断。

三、治疗要点

慢性根尖周炎的诊疗程序见图 3-6。

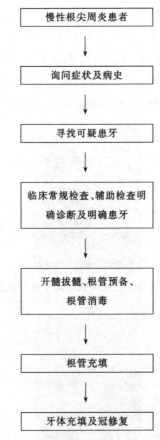

图 3-6　慢性根尖周炎的诊疗程序

第四章

牙周疾病

第一节 牙 周 炎

一、慢性牙周炎

慢性牙周炎虽最常见于成年人,但也可发生于儿童和青少年,而且由于本病的进程缓慢,通常难以确定真正的发病年龄。大部分慢性牙周炎呈缓慢加重,但也可出现间歇性的活动期。此时牙周组织的破坏加速,随后又可转入静止期。大部分慢性牙周炎患者根本不出现暴发性的活动期。

本病为最常见的一类牙周炎,约占牙周炎患者的95%,由长期存在的慢性牙龈炎向深部牙周组织扩展而引起。牙龈炎和牙周炎之间虽有明确的病理学区别,但在临床上,两者却是逐渐、隐匿地过渡。因此早期发现和诊断牙周炎十分重要,这是因为牙周炎的后果远比牙龈炎严重。

(一)临床表现

本病一般侵犯全口多数牙齿,也有少数患者仅发生于一组牙(如前牙)或少数牙。发病有一定的牙位特异性,磨牙区和下前牙区及邻接面由于菌斑牙石易堆积,故较易患病。牙周袋的炎症、附着丧失和牙槽骨吸收在牙周炎的早期即已出现,但因程度较轻,一般无明显不适。临床主要的症状为刷牙或进食时出血,或口内有异味,但通常不引起患者的重视。至形成深牙周袋后,出现牙松动、咀嚼无力或疼痛,甚至发生急性牙周脓肿等,才去就诊,此时多已为晚期。

牙周袋处的牙龈呈现不同程度的慢性炎症,颜色暗红或鲜红,质地松软,点彩消失,边缘圆钝且不与牙面贴附。有些患者由于长期的慢性炎症,牙龈有部分纤维性增生、变厚,表面炎症不明显,但牙周探诊后,袋内壁有出血,也可有脓。

牙周袋探诊深度超过 3 mm,且有附着丧失。如有牙龈退缩,则探诊深度可能在正常范围内,但可见釉牙骨质界已暴露。因此,附着丧失能更准确地反映牙周支持组织的破坏。

慢性牙周炎根据附着丧失和骨吸收的范围及其严重程度可进一步分型。范围是指根据患病的牙数将其分为局限型和广泛型。全口牙中有附着丧失和骨吸收的位点数占总位点数≤30%者为局限型;若>30%的位点受累,则为广泛型。也可根据牙周袋深度、结缔组织附着丧失和骨吸收的程度分为轻度、中度和重度。上述指标中以附着丧失为重点,它与炎症的程度大多一致,但也可不一致。一般随病程的延长和年龄的增长而使病情累积、加重。流行病学调查资料表明,牙周病的患病率虽高,但重症牙周炎只发生于 10%～15%的人群。

轻度:牙龈有炎症和探诊出血,牙周袋深度≤4 mm,附着丧失 1～2 mm,X 线检查显示牙槽骨吸收不超过根长的 1/3。可有轻度口臭。

中度:牙龈有炎症和探诊出血,也可有脓。牙周袋深度≤6 mm,附着丧失 3～4 mm,X 线检查显示牙槽骨水平型或角型吸收超过根长的 1/3,但不超过根长的 1/2。牙齿可能有轻度松动,多根牙的根分叉区可能有轻度病变。

重度:炎症较明显或发生牙周脓肿。牙周袋>6 mm,附着丧失≥5 mm,X 线检查显示牙槽骨吸收超过根长的 1/2,多根牙有根分叉病变,牙多有松动。

慢性牙周炎患者除有上述特征外,晚期常可出现其他伴发症状:①牙松动、移位和龈乳头退缩,可造成食物嵌塞。②牙周支持组织减少,造成继发性殆创伤。③牙龈退缩使牙根暴露,对温度敏感,并容易发生根面龋,在前牙还会影响美观。④深牙周袋内脓液引流不畅时,或身体抵抗力降低时,可发生急性牙周脓肿。⑤深牙周袋接近根尖时,可引起逆行性牙髓炎。⑥牙周袋溢脓和牙间隙内食物嵌塞,可引起口臭。

(二)诊断特征

(1)多为成年人,也可见于儿童或青少年。

(2)有明显的菌斑、牙石及局部刺激因素,且与牙周组织的炎症和破坏程度比较一致。

(3)根据累及的牙位数,可进一步分为局限性(<30%位点)和广泛型(>30%);根据牙周附着丧失的程度,可分为轻度、中度和重度。

(4)患病率和病情随年龄增大而加重,病情一般缓慢进展而加重,也可间有快速进展的活动期。

(5)全身一般健康,也可有某些危险因素,如吸烟、精神压力、骨质疏松等。

中度以上的慢性牙周炎诊断并不困难,但早期牙周炎与牙龈炎的区别不甚明显,须通过仔细检查而及时诊断,以免贻误正确的治疗(表 4-1)。

表 4-1　牙龈炎和早期牙周炎的区别

	牙龈炎	早期牙周炎
牙龈炎症	有	有
牙周袋	假性牙周袋	真性牙周袋
附着丧失	无	有,能探到釉牙骨质界
牙槽骨吸收	无	嵴顶吸收,或硬骨板消失
治疗结果	病变可逆,牙龈组织恢复正常	炎症消退,病变静止,但已破坏的支持组织难以完全恢复正常

在确诊为慢性牙周炎后,还应通过仔细的病史询问和必要的检查,发现患者有无牙周炎的易感因素,如全身性疾病、吸烟等,并根据病情确定其严重程度、目前牙周炎是否为活动期等,并据此制订针对性的治疗计划和判断预后。

(三)治疗原则

慢性牙周炎早期治疗的效果较好,能使病变停止进展,牙槽骨有少量修复。只要患者能认真清除菌斑并定期复查,则疗效能长期保持。治疗应以消除菌斑、牙石等局部刺激因素为主,辅以手术等方法。由于口腔内各个牙的患病程度和病因刺激物的多少不一致,必须针对每个患牙的具体情况,制订全面的治疗计划。

1.局部治疗

(1)控制菌斑:菌斑是牙周炎的主要病原刺激物,而且清除之后还会不断在牙面堆积。因此,必须向患者进行细致的讲解和指导,使其充分理解清除菌斑的重要性。此种指导应贯穿于治疗的全过程,每次就诊时均应检查患者菌斑控制的程度,并做记录。有菌斑的牙面占全部牙面的 20% 以下才算合格。牙周炎在龈上牙石被刮除以后,如菌斑控制方法未被掌握,牙石重新沉积的速度是很快的。

(2)彻底清除牙石,平整根面:龈上牙石的清除称为洁治术,龈下牙石的清除称为龈下刮治或深部刮治。龈下刮治除了刮除龈下石外,还须将暴露在牙周袋内的含有大量内毒素的病变牙骨质刮除,使根面平整而光滑。根面平整使微生物数量大大减少,并搅乱了生物膜的结构,改变了龈下的环境,使细菌不易重新附着。牙龈结缔组织有可能附着于根面,形成新附着。

经过彻底的洁治和根面平整后,临床上可见牙龈的炎症和肿胀消退,出血和溢脓停止,牙周袋变浅、变紧。牙周袋变浅是由于牙龈退缩及袋壁胶原纤维的新生,牙龈变得致密,探针不再穿透结合上皮进入结缔组织内,也可能有新的结缔组织附着于根面。洁治和刮治术是牙周炎的基础治疗,任何其他治疗手段只应作为基础治疗的补充手段。

(3)牙周袋及根面的药物处理:大多数患者在根面平整后,组织能顺利愈合,无须药物处理。对一些炎症严重、肉芽增生的深牙周袋,在刮治后可用药物处理袋壁。必要时可用复方碘液,它有较强的消炎、收敛作用,注意避免烧灼邻近的黏膜。

近年来,牙周袋内局部放置缓释型的抗菌药物取得了较好的临床效果。可选用的药物,如甲硝唑、四环素及其同族药物,如米诺环素、氯己定等。有人报道,用含有上述药物的凝胶或溶液冲洗牙周袋,袋内的微生物可消失或明显减少。但药物治疗只能作为机械方法清除牙石后的辅助治疗,不能取代除石治疗。

(4)牙周手术:上述治疗后,若仍有较深的牙周袋,或根面牙石不易彻底清除,炎症不能控制,则可进行牙周手术。其优点是可以在直视下彻底刮除根面的牙石及不健康的肉芽组织,必要时还可修整牙槽骨的外形或截除患根、矫正软组织的外形等。手术后牙周袋变浅、炎症消退、骨质吸收停止,甚至可有少量骨修复。理想的手术效果是形成新附着,使牙周膜的结缔组织细胞重新在根面沉积牙骨质,并形成新的牙周膜纤维束和牙槽骨。这就是牙周组织的再生性手术,是目前临床和理论研究的热点,临床取得一定的成果,但效果有待提高。

(5)松动牙固定术:用各种材料和方法制成牙周夹板,将一组患牙与其相邻的稳固牙齿连接在一起,使𬌗力分散于一组牙上,减少了患牙承受的超重力或侧向扭转力的损害。这种固定术有利于牙周组织的修复。一般在松牙固定后,牙齿稳固、咀嚼功能改善。有些病例在治疗数月后,X线检查可见牙槽骨硬骨板致密等效果。本法的缺点是对局部的菌斑控制措施有一定的妨碍。因此,一定要从有利于菌斑控制的方面改善设计,才能使本法持久应用。如果患者有缺失牙齿需要修复,而基牙或邻近的患牙因松动而需要固定,也可在可摘义齿上设计一定的固定装置,或用制作良好的固定桥来固定松动牙。并非所有松动牙都需要固定,主要是患牙动度持续加重、影响咀嚼功能者才需要固定。

(6)调𬌗:如果X线检查显示牙槽骨角形缺损或牙周膜增宽,就要对该牙做有无𬌗干扰的检查。如有扣诊震颤,再用蜡片法或咬合纸法查明早接触点的部位及大小,然后进行选磨。如果不能查到𬌗干扰,说明该牙目前并不存在创伤,可能是曾经有过创伤,但由于早接触点已被磨损,或由于牙周组织的自身调节,创伤已经缓解,这种情况不必做调𬌗处理。

(7)拔除不能保留的患牙:严重而无法挽救的患牙必须及早拔除,以免影响治疗和增加再感染的机会。拔牙创面的愈合可使原来的牙周病变区破坏停止而出现修复性改变,这一转机对邻牙的治疗有着良好的影响。

(8)坚持维护期治疗:牙周炎经过正规治疗后,一般能取得较好的效果,但长期疗效的保持取决于是否能定期复查和进行必要的后续治疗,患者的自我菌斑控制也是至关重要的。根据患者的病情及菌斑控制的好坏来确定复查的间隔时间,每次复查均应对患者进行必要的口腔卫生指导和预防性洁治。若有病变未被控制的牙位,则应进行相应的治疗。总之,牙周炎的治疗绝非一劳永逸的,维护期治疗是保持长期疗效的关键。

2.全身治疗

慢性牙周炎除非出现急性症状,一般无须采用抗生素类药物治疗。对严重病例,可口服甲硝唑 0.2 g,每天3～4 次,共服 1 周;或服螺旋霉素 0.2 g,每天4 次,共服5～7 天。有些患者有慢性系统性疾病,如糖尿病、心血管疾病等,应与内科医师配合,积极治疗和控制全身性疾病。成功的牙周治疗对糖尿病的控制也有积极意义。

大多数慢性牙周炎患者经过恰当的治疗后,病情可得到控制,但也有少数患者疗效很差。有报道显示,对 600 名牙周炎患者追踪观察约 22 年后,83％的患者疗效良好,13％的患者病情加重,4％的患者则明显恶化(人均失牙 10～23 个)。过去把后两类称为难治性牙周炎或顽固性牙周炎;这些患者可能有特殊的致病菌,或牙体和牙周病变的形态妨碍了彻底清除病原刺激物;有人报道此类患者常为重度吸烟者。

二、侵袭性牙周炎

侵袭性牙周炎是一组在临床表现和实验室检查(包括化验和微生物学检查)均与慢性牙周炎有明显区别的、相对少见的牙周炎。它包含了 1989 年旧分类中的 3 个类型,即青少年牙周炎、快速进展性牙周炎和青春前期牙周炎,一度曾将这 3 个类型合称为早发性牙周炎。实际上这类牙周炎虽多发于年轻人,但也可见于成年人。本病一般来说发展较迅猛,但也可转为间断性的静止期,而且临床上对进展速度也不易判断。因此在 1999 年的国际研讨会上,建议更名为侵袭性牙周炎。

(一)侵袭性牙周炎的危险因素

对侵袭性牙周炎的病因尚未完全明了,大量的病因证据主要源于过去对青少年牙周炎的研究结果。现认为某些特定微生物的感染及机体防御能力的缺陷是引起侵袭性牙周炎的主要因素。

1.微生物

大量的研究表明,伴放线菌嗜血菌是侵袭性牙周炎的主要致病菌,其主要依据如下。

(1)从局限性青少年牙周炎患牙的龈下菌斑中可分离出伴放线菌嗜血菌,阳性率高达90%～100%,而同一患者口中的健康牙或健康人则检出率明显要低(<20%),慢性牙周炎患者伴放线菌嗜血菌的检出率也低于局限性青少年牙周炎。但也有些学者(尤其是中国和日本)报道未能检出伴放线菌嗜血菌,或是所检出的伴放线菌嗜血菌为低毒性株,而主要分离出牙龈卟啉单胞菌、侵蚀艾肯菌、中间普氏菌、具核梭形杆菌等。这可能是重症患者的深牙周袋改变了微生态环境,使一些严格厌氧菌成为优势菌,而伴放线菌嗜血菌不再占主导,也可能确实存在着种族和地区的差异。广泛型侵袭性牙周炎的龈下菌群主要为牙龈卟啉单胞菌、福赛斯拟杆菌、侵蚀艾肯菌等。也有学者报道,在牙周健康者和儿童口腔中也可检出伴放线菌嗜血菌,但占总菌的比例较低。

(2)伴放线菌嗜血菌产生多种对牙周组织有毒性和破坏作用的毒性产物,例如白细胞毒素,能损伤甚至杀死中性粒细胞和单核细胞,并引起动物的试验性牙周炎。伴放线菌嗜血菌表面的膜泡脱落可使毒素播散,还产生上皮毒素、骨吸收毒素、细胞坏死膨胀毒素和致凋亡毒素等。

(3)引发宿主的免疫反应:局限性侵袭性牙周炎患者的血清中有明显升高的抗伴放线菌嗜血菌抗体,牙龈局部和龈沟液内也产生大量的特异抗体,甚至高于血清水平,说明这种免疫反应发生于牙龈局部。伴放线菌嗜血菌产生的内毒素可激活上皮细胞、中性粒细胞、成纤维细胞和单核细胞,从而产生大量的细胞因子,引发炎症反应。

(4)牙周治疗可使伴放线菌嗜血菌量明显减少或消失。当病变复发时,该菌又重新出现。有人报道,由于伴放线菌嗜血菌能入侵牙周组织,单纯的机械治疗不能消除伴放线菌嗜血菌,临床疗效欠佳,口服四环素后,伴放线菌嗜血菌消失,临床疗效转佳。

近年来有些学者报道,从牙周袋内分离出病毒、真菌甚至原生动物,可能与牙周病有关。

2.全身背景

(1)白细胞功能缺陷:已有大量研究证明,本病患者有周缘血的中性粒细胞和(或)单核细胞的趋化功能降低。有的学者报道,吞噬功能也有障碍,这种缺陷带有家族性,患者的同胞中有的也可患侵袭性牙周炎,或虽未患牙周炎,却也有白细胞功能缺陷。但侵袭性牙周炎患者的白细胞功能缺陷并不导致全身其他部位的感染性疾病。

(2)产生特异抗体:研究还表明,与伴放线菌嗜血菌的糖类抗原发生反应的抗体主要是免疫球蛋白 G_2(IgG_2)亚类,在局限性侵袭性牙周炎患者中 IgG_2 抗体水平升高,而广泛性侵袭性牙周炎则缺乏此亚类。提示 IgG_2 抗体起保护作用,可阻止病变的扩散。

(3)遗传背景:本病常有家族聚集现象,也有种族易感性的差异,本病也可能有遗传背景。

(4)牙骨质发育异常:有少量报道,发现局限性青少年牙周炎患者的牙根尖而细,牙骨质发育不良,甚至无牙骨质,不仅已暴露于牙周袋内的牙根如此,在其根方尚未发生病变处的牙骨质也有发育不良。说明这种缺陷不是疾病的结果,而是发育中的问题。国内有报道侵袭性牙周炎患者发生单根牙牙根形态异常的概率高于牙周健康者和慢性牙周炎患者;有牙根形态异常的牙,其牙槽骨吸收重于形态正常者。

3.环境和行为因素

吸烟的量和时间是影响年轻人牙周破坏范围的重要因素之一。吸烟的广泛型侵袭性牙周炎患者比不吸烟的广泛型侵袭性牙周炎患者患牙数多,附着丧失量也多。吸烟对局限型患者的影响较小。口腔卫生的好坏也对疾病有影响。

总之,现代的观点认为牙周炎不是由单一细菌引起的,而是多种微生物共同和相互作用导致的。高毒性的致病菌是必需的致病因子,而高易感性宿主的防御功能低下和(或)过度的炎症反应所导致牙周组织的破坏是发病的重要因素,吸烟、遗传基因等调节因素也可能起一定的促进作用。

(二)组织病理学改变

侵袭性牙周炎的组织学变化与慢性牙周炎无明显区别,均以慢性炎症为主。免疫组织化学研究发现,本病的牙龈结缔组织内也以浆细胞浸润为主,但其中产生免疫球蛋白 A(IgA)的细胞少于慢性牙周炎者,游走到袋上皮内的中性粒细胞数目也较少,这两种现象可能是细菌易于入侵的原因之一。电镜观察到在袋壁上皮、牙龈结缔组织甚至牙槽骨的表面可有细菌入侵,主要为革兰氏阴性菌及螺旋体。近年来还有学者报道,中性粒细胞和单核细胞对细菌的过度反应、密集的白细胞浸润及过量的细胞因子和炎症介质表达,可能导致严重的牙周炎症和牙周破坏。

（三）临床表现

根据患牙的分布,可将侵袭性牙周炎分为局限型和广泛型。局限型侵袭性牙周炎大致相当于过去的局限型青少年牙周炎,广泛型侵袭性牙周炎相当于过去的弥漫型青少年牙周炎和快速进展性牙周炎。局限型侵袭性牙周炎和广泛型侵袭性牙周炎的临床特征有相同之处,也各有其不同处。在我国,典型的局限型侵袭性牙周炎较为少见,一方面,可能由于患者就诊较晚,病变已蔓延至全口多个牙;另一方面,可能有种族背景。

1.快速进展的牙周组织破坏

快速的牙周附着丧失和骨吸收是侵袭性牙周炎的主要特点。严格来说,"快速"的确定应依据在两个时间点所获得的临床记录或X线检查来判断,然而此种资料不易获得。临床上常根据"严重的牙周破坏发生在较年轻的患者"来作出快速进展的判断。有人估计,本型患者的牙周破坏速度比慢性牙周炎快3～4倍,患者常在20岁左右即已须拔牙或牙自行脱落。

2.年龄与性别

本病患者一般年龄较小,发病可始于青春期前后,因早期无明显症状,患者就诊时常在20岁左右。有学者报道,广泛型侵袭性牙周炎的平均年龄大于局限型侵袭性牙周炎患者,一般也在30岁以下,但也可发生于35岁以上的成年人。女性多于男性,但也有人报道年幼者以女性为多,年龄稍长后性别无差异。

3.口腔卫生情况

本病一个突出的表现是局限型侵袭性牙周炎患者的菌斑、牙石量很少,牙龈表面的炎症轻微,但却已有深牙周袋,牙周组织破坏程度与局部刺激物的量不成比例。牙龈表面虽然无明显炎症,实际上在深袋部位是有龈下菌斑的,而且袋壁也有炎症和探诊后出血。广泛型侵袭性牙周炎的菌斑、牙石量因人而异,多数患者有大量的菌斑和牙石,也可很少。牙龈有明显的炎症,呈鲜红色,并可伴有龈缘区肉芽性增殖,易出血,可有溢脓,晚期还可以发生牙周脓肿。

4.好发牙位

1999年新分类法规定,局限型侵袭性牙周炎的特征是"局限于第1恒磨牙或切牙的邻面有附着丧失,至少波及两个恒牙,其中一个为第1磨牙。其他患牙（非第1磨牙和切牙）不超过两个"。换言之,典型的患牙局限于第1恒磨牙和上、下切牙,多为左右对称。X 线检查可见第 1 磨牙的近远中均有垂直型骨吸收,形成典型的"弧形吸收"(图 4-1),在切牙区多为水平型骨吸收。但早期的患者不一定波及所有的切牙和第 1 磨牙。广泛型侵袭性牙周炎的特征为"广泛的邻面附着丧失,侵犯第 1 磨牙和切牙以外的牙数在 3 颗以上"。也就是说,侵犯全口大多数牙。

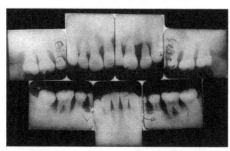

图 4-1　局限型侵袭性牙周炎的 X 线影像显示第 1 恒磨牙处牙槽骨的"弧形吸收"

5.家族聚集性

家族中常有多人患本病,患者的同胞有 50％的患病机会。其遗传背景可能与白细胞功能缺陷有关,也有人认为是 X 连锁性遗传或常染色体显性遗传等。但也有一些学者认为是牙周致病菌在家族中的传播所致。临床上并非每位侵袭性牙周炎患者均有家族史。

6.全身情况

侵袭性牙周炎患者一般全身健康,无明显的系统性疾病,但部分患者具有中性粒细胞和(或)单核细胞的功能缺陷。多数患者对常规治疗,如刮治和全身药物治疗有明显的疗效,但也有少数患者经任何治疗都效果不佳,病情迅速加重直至牙齿丧失。

广泛型侵袭性牙周炎和局限型侵袭性牙周炎究竟是两个独立的类型,抑或广泛型侵袭性牙周炎是局限型侵袭性牙周炎发展和加重的结果,尚不肯定。但有不少研究结果支持两者为同一疾病不同阶段的观点。①年幼者以局限型侵袭性牙周炎较多,而年长者患牙数目增多,以广泛型侵袭性牙周炎为多。②局限型侵袭性牙周炎患者血清中的抗伴放线菌嗜血菌特异抗体水平明显高于广泛型侵袭性牙周炎患者,起保护作用的 IgG_2 亚类水平也高于广泛型侵袭性牙周炎。③有些广泛型侵袭性牙周炎患者的第 1 磨牙和切牙病情较重,且有典型的"弧形吸收"影像,提示这些患者可能由局限型侵袭性牙周炎病变发展而来。

(四)诊断特点

本病应抓住早期诊断这一环节,因患者初起时无明显症状,待就诊时多已为晚期。如果一名青春期前后的年轻患者,菌斑、牙石等刺激物不多,炎症不明显,但发现有少数牙松动、移位或邻面深袋,局部刺激因子与病变程度不一致等,则应引起重视。重点检查切牙及第 1 磨牙邻面,并拍摄 X 线片,殆翼片有助于发现早期病变。有条件时,可做微生物学检查,发现伴放线菌嗜血菌或大量的牙龈卟啉单胞菌,或检查中性多形核白细胞有无趋化和吞噬功能的异常,若为阳性,对诊断本病十分有利。早期诊断及治疗对保留患牙和控制病情极为重要。对于侵袭性牙周炎患者的同胞进行牙周检查,有助于早期发现其他病例。

临床上常以年龄(35 岁以下)和全口大多数牙的重度牙周破坏作为诊断广泛型侵袭性牙周炎的标准,也就是说牙周破坏程度与年龄不相称。但必须明确的是,并非所有年轻患者的重度牙周炎均可诊断为侵袭性牙周炎,应先排除一些明显的局部和全身性因素:①是否有严重的错殆导致咬合创伤,加速了牙周炎的病程。②是否曾接受过不正规的正畸治疗,或在正畸治疗前未认真治疗已存在的牙周病。③有无食物嵌塞、邻面龋、牙髓及根尖周病、不良修复体等局部促进因素,加重了菌斑堆积,造成牙龈的炎症和快速的附着丧失。④有无伴随的全身性疾病,如未经控制的糖尿病、白细胞黏附缺陷、人类免疫缺陷病毒感染等。上述①~③的存在可以加速慢性牙周炎的牙槽骨吸收和附着丧失,如有④,则应列入伴有全身性疾病的牙周炎中,其治疗也不仅限于口腔科。如有条件,检测患者周缘血的中性粒细胞和单核细胞的趋化及吞噬功能、血清 IgG_2 水平,或进行微生物学检测,则有助于诊断。有时阳性家族史也有助于诊断本病。

最近有学者提出,在有的年轻人和青少年中,有个别牙齿出现附着丧失,但其他方面不符合早发性牙周炎者,可称为偶发性附着丧失。例如个别牙因咬合创伤或错殆所致的牙龈退缩、拔除智齿后第 2 磨牙远中的附着丧失等。这些个体可能为侵袭性牙周炎或慢性牙周炎的易感者,应密切加以复查和监测,以利于早期诊断。

(五)治疗原则

1.早期治疗,防止复发

本病常导致患者早年失牙,因此特别强调早期、彻底的治疗,主要是彻底消除感染。治疗原则基本同慢性牙周炎,洁治、刮治和根面平整等基础治疗是必不可少的,多数患者对此有较好的疗效。治疗后病变转入静止期。但因为伴放线菌嗜血菌及其他细菌可入侵牙周组织,单靠机械刮治不易彻底消除入侵的细菌,有的患者还需用翻瓣手术清除组织内的微生物。本病治疗后较易复发(国外报道复发率约为 1/4),因此,应加强定期的复查和必要的后续治疗。根据每位患者菌斑和炎症的控制情况,确定复查的间隔期。开始时为每1~2个月1次,半年后若病情稳定,可逐渐延长。

2.抗菌药物的应用

有报道显示,本病单纯用刮治术不能消除入侵牙龈中的伴放线菌嗜血菌,残存的微生物容易重新在牙根面定植,使病变复发。因此主张全身服用抗生素作为辅助疗法。国外主张使用四环素,1次0.25 g,每天4次,共服2~3周。也可用小剂量多西环素(强力霉素),1次50 mg,每天2次。这两种药除有抑菌作用外,还有抑制胶原酶的作用,可减少牙周组织的破坏。近年来还主张在龈下刮治后口服甲硝唑和阿莫西林,两者合用效果优于单一用药。在根面平整后的深牙周袋内放置缓释的抗菌制剂,如甲硝唑、米诺环素、氯己定等,也有良好疗效。文献报道,可减少龈下菌斑的重新定植,减少病变的复发。

3.调整机体防御功能

宿主对细菌感染的防御反应在侵袭性牙周炎的发病和发展方面起重要的作用。近年来人们试图通过调节宿主的免疫和炎症反应过程来减轻或治疗牙周炎。例如多西环素可抑制胶原酶,非甾体抗炎药可抑制花生四烯酸产生前列腺素,阻断和抑制骨吸收,这些均有良好的前景。中医学强调全身调理,国内有些学者报道用六味地黄丸为基础的固齿丸,在牙周基础治疗后服用数月,可提高疗效和明显减少复发率。服药后,患者的白细胞趋化和吞噬功能及免疫功能也有所改善。吸烟是牙周炎的危险因素,应劝患者戒烟。还应努力发现和调整其他全身性因素及宿主防御反应方面的缺陷。

4.综合治疗

病情不太重但有牙移位的患者,可在炎症控制后,用正畸方法将移位的牙复位排齐,但正畸过程中务必加强菌斑控制和牙周病情的监控,加力也宜轻缓。牙体或牙列的修复也要注意应有利于菌斑控制。

总之,牙周炎是一组临床表现为慢性炎症和支持组织破坏的疾病,它们都是感染性疾病,有些人长期带菌却不发病,而另一些人却发生牙龈炎或牙周炎。牙周感染与身体其他部位的慢性感染有相同之处,但又有其独特之处,主要由牙体、牙周组织的特点所决定。龈牙结合部直接暴露在充满各种微生物的口腔环境中,细菌生物膜长期不断地定植于表面坚硬且不脱落的牙面上,又有丰富的来自唾液和龈沟液的营养。牙根及牙周膜、牙槽骨则是包埋在结缔组织内,与全身各系统及组织有密切的联系,宿主的防御系统能达到牙周组织的大部分,但又受到一定的限制。这些都决定着牙周炎的慢性、不易彻底控制、容易复发、与全身情况有双向影响等特点。

牙周炎是多因素疾病,决定着发病与否和病情程度的因素有微生物的种类、毒性和数量;宿主对微生物的应战能力;环境因素(如吸烟、精神压力等);某些全身性疾病和状况的影响(如内分泌、遗传因素)等。有证据表明,牙周炎也是一个多基因疾病,不是由单个基因所决定的。

牙周炎在临床上表现为多类型。治疗主要是除去菌斑及其他促进因子,但对不同类型、不同阶段的牙周炎及其并发病变,需要使用多种手段(非手术、手术、药物、正畸、修复等)的综合治疗。

牙周炎的治疗并非一劳永逸的,而需要终身维护和必要的重复治疗。最值得庆幸和重要的一点是,牙周炎和牙龈炎都是可以预防的疾病,通过公众自我保护意识的加强、防治条件的改善及口腔医务工作者不懈的努力,牙周病是可以被消灭和控制的。

三、反映全身性疾病的牙周炎

属于本范畴的牙周炎主要有两大类,即血液疾病(白细胞数量和功能的异常、白血病等)和某些遗传性疾病。以下介绍一些较常见而重要的全身性疾病在牙周组织的表现。

(一)掌跖角化-牙周破坏综合征

本病特点是手掌和足跖部的皮肤过度角化,牙周组织严重破坏。有的病例还伴有硬脑膜的钙化。患者一般全身情况良好,智力正常。本病罕见,患病率为 1%～4%。

1.临床表现

皮损及牙周病变常在 4 岁前共同出现,有人报道,可在出生后 11 个月出现。皮损包括手掌、足底、膝部及肘部局限的过度角化、鳞屑、皲裂,有多汗和臭汗。约有 1/4 的患者易有身体其他部位的感染。牙周病损在乳牙萌出不久即可发生,深牙周袋炎症严重,溢脓、口臭、骨质迅速吸收,在 5～6 岁时乳牙即相继脱落,创口愈合正常。待恒牙萌出后又发生牙周破坏,常在 10 多岁时自行脱落或拔除。有的患者第 3 磨牙也会在萌出后数年内脱落,有的则报道第 3 磨牙不受侵犯。

2.病因

(1)本病的菌斑成分与慢性牙周炎的菌斑较类似,而不像侵袭性牙周炎。在牙周袋近根尖区域有大量的螺旋体,在牙骨质上也黏附有螺旋体。有人报道,患者血清中有抗伴放线菌嗜血菌的抗体,袋内可分离出该菌。

(2)本病为遗传性疾病,属于常染色体隐性遗传。父母不患该病,但可能为血缘婚姻(约占 23%),双亲必须均携带常染色体基因才使其子女患本病。患者的同胞中也可有患本病者,男女患病机会均等。有人报道本病患者的中性粒细胞趋化功能异常。

3.病理

与慢性牙周炎无明显区别。牙周袋壁有明显的慢性炎症,主要为浆细胞浸润,袋壁上皮内几乎见不到中性粒细胞。破骨活动明显,成骨活动很少。患牙根部的牙骨质非常薄,有时仅在根尖区存在较厚的有细胞的牙骨质。X 线检查可见牙根细而尖,表明牙骨质发育不良。

4.治疗原则

对于本病,常规的牙周治疗效果不佳,患牙的病情常持续加重,直至全口拔牙。近年来有人报道,对幼儿可拔除全部乳牙,当恒切牙和第 1 恒磨牙萌出时,再口服 10~14 天抗生素,可防止恒牙发生牙周破坏。若患儿就诊时已有恒牙萌出或受累,则将严重患牙拔除,重复多疗程口服抗生素,同时进行彻底的局部牙周治疗,每两周复查和洁治 1 次,保持良好的口腔卫生。在此情况下,有些患儿新萌出的恒牙可免于患病。这种治疗原则的出发点是基于本病是伴放线菌嗜血菌或某些致病微生物的感染,而且致病菌在牙齿刚萌出后即附着于该牙面。在关键时期(如恒牙萌出前)拔除一切患牙,创造不利于致病菌生存的环境,以防止新病变的发生。这种治疗原则取得了一定效果,但病例尚少,仍需长期观察,并辅以微生物学研究。患者的牙周炎控制或拔牙后,皮损仍不能痊愈,但可略减轻。

(二)21-三体综合征

本病为一种由染色体异常所引起的先天性疾病。一型是典型的染色体第 21 对三体病,有 47 个染色体,另一型为只有 23 对染色体,第 21 对移到其他染色体上。本病可有家族性。

患者有发育迟缓和智力低下。约一半患者有先天性心脏病,约 15% 的患儿于 1 岁前夭折。患者面部扁平、眶距增宽、鼻梁低宽、颈部短粗,常有上颌发育不足、萌牙较迟、错殆畸形、牙间隙较大、系带附着位置过高等。几乎所有患者均有严重的牙周炎,且其牙周破坏程度远超过菌斑、牙石等局部刺激物的量。本病患者的牙周破坏程度重于其他非先天愚型的弱智者。全口牙齿均有深牙周袋及炎症,下颌、前牙较重,有时可有牙龈退缩。病情迅速加重,有时可伴坏死性牙龈炎。乳牙和恒牙均可受累。

患者的龈下菌斑微生物与一般牙周炎患者并无明显区别。有人报道,产黑素普雷沃菌增多。牙周病情的快速恶化可能与中性粒细胞的趋化功能低下有关,也有报道白细胞的吞噬功能和细胞内杀菌作用也降低。

本病无特殊治疗,彻底的常规牙周治疗和认真控制菌斑,可减缓牙周破坏。但由于患儿智力低下,常难以坚持治疗。

(三)糖尿病

糖尿病是与多种遗传因素有关的内分泌异常。由于胰岛素的生成不足、功能不足或细胞表面缺乏胰岛素受体等机制,产生胰岛素抵抗,患者的血糖水平升高,糖耐量降低。糖尿病与牙周病在我国的患病率都较高,两者都是多基因疾病,都有一定程度的免疫调节异常

1999 年的牙周病分类研讨会上,专家们认为糖尿病可以影响牙周组织对细菌的反应性。他们把"伴糖尿病的牙龈炎"列入"受全身性因素影响的菌斑性牙龈病"中,然而在"反映全身性疾病的牙周炎"中,却未列入糖尿病。在口腔科临床上看到的大多为 2 型糖尿病患者,他们的糖尿病主要影响牙周炎的发病和严重程度。尤其是血糖控制不良的患者,其牙周组织的炎症较重,龈缘红肿呈肉芽状增生,易出血和发生牙周脓肿,牙槽骨破坏迅速,导致深袋和牙松动,牙周治疗后也较易复发。血糖控制后,牙周炎的情况会有所好转。有学者提出将牙周炎列为糖尿病的第六并发症(其他并发症为肾病变、神经系统病变、视网膜病变、大血管病变、创口愈合缓慢)。文献表明,血糖控制良好的糖尿病患者,其对基础治疗的疗效与无糖尿病的、牙周破坏程度相似的患者无明显差别。近年来国内、外均有报道,彻底有效的牙周治疗不仅使牙周病变减轻,还可使糖尿病患者的糖化血红蛋白和肿瘤坏死因子水平显著降低,胰岛素的用量可减少,龈沟液中的弹力蛋白酶水平下降。这从另一方面支持了牙周炎与糖尿病的密切关系。但也有学者报道,除牙周基础治疗外,还需全身或局部应用抗生素,才能使糖化血红蛋白含量下降。

(四)获得性免疫缺陷综合征

1.临床表现

1987 年,Winkler 等首先报道获得性免疫缺陷综合征患者的牙周炎,患者在3~4 个月内牙周附着丧失可达 90%。目前认为与人类免疫缺陷病毒有关的牙周病损主要有两种。

(1)线形牙龈红斑:在牙龈缘处有明显的、鲜红的、宽 2～3 mm 的红边,在附着龈上可呈瘀斑状,极易出血。此阶段一般无牙槽骨吸收。现认为该病变是由白色念珠菌感染所致,对常规治疗反应不佳。对线形牙龈红斑的发生率报道不一,它有较高的诊断意义,可能为坏死性溃疡性牙周炎的前驱病变。但此种病损也可偶见于非人类免疫缺陷病毒感染者,需仔细鉴别。

(2)坏死性溃疡性牙周病:1999 年的新分类认为尚不能肯定坏死性溃疡性牙龈炎和坏死性溃疡性牙周炎是否为两个不同的疾病,因此主张将两者统称为坏死性溃疡性牙周病。

获得性免疫缺陷综合征患者所发生的坏死性溃疡性牙龈炎临床表现与非人类免疫缺陷病毒感染者十分相似,但病情较重,病势较凶。需结合其他检查来鉴别。坏死性溃疡性牙周炎则可由患者抵抗力极度低下而从坏死性溃疡性牙龈炎迅速发展而成,也可能是在原有的慢性牙周炎基础上,坏死性溃疡性牙龈炎加速和加重了病变。在人类免疫缺陷病毒感染者中,坏死性溃疡性牙周炎的发生率为 4%～10%。坏死性溃疡性牙周炎患者的骨吸收和附着丧失特别重,有时甚至有死骨形成,但牙龈指数和菌斑指数并不一定相应的高。换言之,在局部因素和炎症并不太重,而牙周破坏迅速且有坏死性龈病损的特征时,应引起警惕,注意寻找其全身背景。有人报道,坏死性溃疡性牙周炎与机体免疫功能的极度降低有关,T 辅助细胞(CD4$^+$)的计数与附着丧失程度呈负相关。正常人的 CD4$^+$计数为 600～1 000/mm^3,而获得性免疫缺陷综合征合并坏死性溃疡性牙周炎的患者则明显降低,可在 100/mm^3 以下,此种患者的短期病死率较高。严重者还可发展为坏死性溃疡性口炎。

获得性免疫缺陷综合征在口腔黏膜的表现还有毛状白斑、白色念珠菌感染、复发性口腔溃疡等,晚期可发生卡波西肉瘤,其中约有一半可发生在牙龈上,必要时可做病理检查以证实。

如上所述,线形牙龈红斑、坏死性溃疡性牙龈炎、坏死性溃疡性牙周炎、白色念珠菌感染等均可发生于正常的无人类免疫缺陷病毒感染者或其他免疫功能低下者。因此不能仅凭上述临床表现就作出获得性免疫缺陷综合征的诊断。口腔科医师的责任是提高必要的警惕,对可疑的病例进行恰当和必要的化验检查,必要时转诊。

2.治疗原则

坏死性牙龈炎和坏死性牙周炎患者均可按常规的牙周治疗,如局部清除牙石和菌斑,全身给以抗菌药物,首选为甲硝唑 200 mg,每天 3～4 次,共服 5～

7天,它比较不容易引起继发的真菌感染,还需使用0.12%～0.20%的氯己定含漱液,它对细菌、真菌和病毒均有杀灭作用。治疗后疼痛常可在24～36小时内消失。线形牙龈红斑对常规牙周治疗的反应较差,难以消失,常需全身使用抗生素。

四、根分叉病变

根分叉病变是牙周炎的伴发疾病,指病变波及多根牙的根分叉区,可发生于任何类型的牙周炎。下颌第1磨牙患病率最高,上颌前磨牙最低。

(一)病因

(1)本病只是牙周炎发展的一个阶段,菌斑仍是其主要病因。只是由于根分叉区一旦暴露,该处的菌斑控制和牙石的清除比较困难,使病变加速或加重发展。

(2)殆创伤是本病的一个加重因素,因为根分叉区是对殆力敏感的部位,一旦牙龈的炎症进入该区,组织的破坏会加速进行,常造成凹坑状或垂直型骨吸收。尤其是病变局限于一个牙齿或单一牙根时,更应考虑殆创伤的因素。

(3)解剖因素:约40%的多根牙在牙颈部有釉突,有的可伸进分叉区,在该处易形成病变。约有75%的牙齿根分叉距釉牙骨质界较近,一旦有牙周袋形成,病变很容易扩延到根分叉区。在磨牙的髓室底常有数目不等的副根管,可使牙髓的炎症和感染扩散到根分叉区。尤其在患牙的近远中侧牙槽骨完整,病变局限于分叉区者,更应考虑此因素。

(二)病理

根分叉区的组织病理学改变并无特殊性。牙周袋壁有慢性炎症,骨吸收可为水平型或垂直型,邻近部位可见不同程度的骨质修复。牙根表面有牙石、菌斑,也可见到有牙根吸收或根面龋。

(三)临床表现

根分叉区可能直接暴露于口腔,也可被牙周袋所遮盖,应凭探诊来检查。除用牙周探针探查该处的牙周袋深度外,还需用弯探针水平方向探查分叉区病变的程度。Glickman提出根据病变程度可分为4度。

1.一度

牙周袋深度已到达根分叉区,探针可探到根分叉外形,但分叉内的牙槽骨没有明显破坏,弯探针不能进入分叉区。X线检查显示看不到骨质吸收(图4-2)。

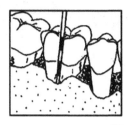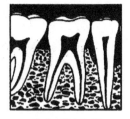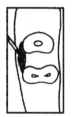

图 4-2　一度分叉区病损

2.二度

分叉区的骨吸收仅局限于颊侧或舌侧,或虽然颊、舌侧均已有吸收,却尚未相通。X线检查显示该区仅有牙周膜增宽或骨质密度略减低。根据骨质吸收的程度,又可将二度病变分为早期和晚期。早期二度为探针水平方向探入根分叉的深度<3 mm,或未超过该牙颊舌径的 1/2;晚期二度病变则探针水平探入>3 mm,或超过颊舌径的 1/2,但不能与对侧相通,也就是说,分叉区尚有一部分骨间隔存在(图 4-3)。

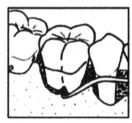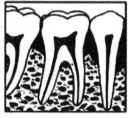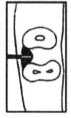

早期二度分叉病根

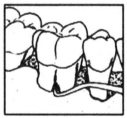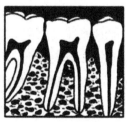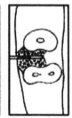

晚期二度分叉病根

图 4-3　二度分叉区病损

3.三度

病变波及全部根分叉区,根间牙槽骨全部吸收,探针能通过分叉区,但牙龈仍覆盖分叉区。X线检查显示该区骨质消失呈透射区(图 4-4)。

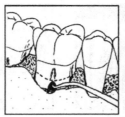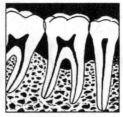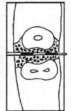

图 4-4 三度分叉区病损

4.四度

病变波及全部根分叉区,根间骨间隔完全破坏,牙龈退缩使分叉区完全开放而能直视(图 4-5)。

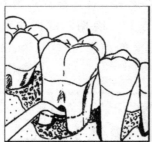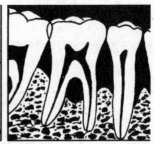

图 4-5 四度分叉区病损

以上分度方法同样适用于上颌的三根分叉牙。但由于三根分叉在行 X 线检查时牙根重叠,因而影像模糊不清。临床检查时可用弯探针从腭侧进入,探查近中分叉及远中分叉是否尚有骨质存在,或已完全贯通。可用此法来辨别是二度或三度病损。但这些检查都只能探查水平向的根分叉骨缺损。

X 线检查在根分叉病变的诊断中只能起辅助作用,实际病变总是比 X 线检查所显示的要严重些。这是由影像重叠、投照角度不同及骨质破坏形态复杂所造成的。当见到分叉区已有牙周膜增宽的黑线或骨小梁略显模糊时,临床上已肯定有二度以上的病变,应仔细检查。当磨牙的某一个牙根有明显的骨吸收时,也应想到根分叉区可能已受波及。

根分叉区易于存积菌斑,故此处牙周袋常有明显的炎症或溢脓。但也有时表面似乎正常,而袋内壁却有炎症,探诊后出血常能提示深部存在炎症。当治疗不彻底或其他原因使袋内引流不畅时,能发生急性牙周脓肿。当病变使牙根暴露或发生根面龋,或牙髓受累时,患牙常可出现对温度敏感直至自发痛等症状。早期牙齿尚不松动,晚期牙齿松动。

(四)治疗原则

根分叉区病变的治疗原则与单根牙病变基本一致,但由于分叉区的解剖特点,如分叉的位置高低,两根(或3根)之间如过于靠拢,则妨碍刮治器械的进入。根面的凹槽、骨破坏形态的复杂性等因素,使分叉区的治疗难度大大提高,疗效也受到一定影响。治疗的目标:①消除或改善因病变所造成的缺损,形成一个有利于患者控制菌斑和长期保持疗效的局部形态。②对早期病变促使其有一定程度的新附着,这方面尚有较大难度。

对一度根分叉病变处的浅牙周袋,做彻底的龈下刮治和根面平整即可,袋深且牙槽骨形态不佳者,则做翻瓣术并修整骨外形。

二度病变牙周袋较深者不宜做单纯的袋切除术,因会使附着龈丧失,且效果不持久。此时应做翻瓣术,必要时修整骨外形,并将龈瓣根向复位,使袋变浅,根分叉区得以充分外露,便于患者自我控制菌斑,防止病变复发。若牙齿、牙槽骨的形态较好,分叉区能彻底进行根面平整,则可用引导性组织再生手术加植骨术,促使分叉处新骨形成。此法为目前研究的热点。

三度和四度根分叉病变,因分叉区病变已贯通,单纯翻瓣术难以消除深袋和保持分叉区的清洁。可将病变最严重的牙根截除或用分牙术等消除分叉区,以利患者自我保持清洁。

第二节　牙　龈　炎

牙龈病指发生于牙龈组织而不侵犯深部其他牙周组织的一组疾病,其中牙龈炎最常见。几乎所有的牙龈疾病中均有慢性炎症存在,因为龈牙结合部总是存在牙菌斑及其他激惹因素。除炎症外,也可伴有增生、变性、萎缩、坏死等病理变化。在有些牙龈病中,炎症可以为原发和唯一的变化,如最常见的菌斑性牙龈炎;炎症也可以是后发生或伴发于某些全身性因素所致的疾病,如药物性牙龈增生,常因伴有菌斑引起的炎症而加重;有些全身情况本身并不引起牙龈疾病,但它们可改变机体对微生物的反应性,从而促发或加重牙龈的炎症,如妊娠期的牙龈炎。

一、边缘性牙龈炎

边缘性牙龈炎是局限于边缘龈和龈乳头的慢性炎症性疾病,无结缔组织附着丧失,没有明显的骨质破坏,X线诊断结果通常为阴性。

患者自觉症状不明显,常有刷牙、咀嚼、吮吸等引起牙龈出血的现象。最早的临床改变是牙龈颜色由粉红转为亮红,龈乳头变钝或轻度水肿。进一步发展,颜色改变更明显,患处牙龈充血发红,变为深红色甚至紫红色,表面光亮水肿,点彩消失,质地松软,龈缘变厚、圆钝,不再与牙面贴附,龈沟液的分泌增加。龈沟一般较浅,不超过2 mm,但有的部位由于牙龈的炎性肿胀,龈沟加深,此时龈沟底仍位于釉牙骨质界的冠方,附着上皮并无根向移位。加深了的龈沟与发生炎性反应的龈组织一起合称为龈袋。在牙龈炎中,袋的形成是由于牙龈的增生,而不是袋底的根方移位,因此称为假性牙周袋。袋上皮可有溃疡或糜烂,触诊易出血。病变范围可以是全口的边缘龈和龈乳头,也可能只影响局部牙龈。一般以前牙区最为明显,其次为上后牙颊侧及下后牙舌侧,常常在相应部位有菌斑、牙石、软垢堆积。

边缘性牙龈炎是持续的、长期存在的牙龈炎症。在程度上起伏波动,常常是可复性的。组织破坏和修复同时或交替出现,破坏与修复的相互作用影响了牙龈的临床外观,因此牙龈可表现为淡红、深红或紫红色。牙龈的颜色还与上皮组织角化程度、血管密度、扩张血管周围纤维结缔组织的量、血流量及局部血液循环障碍的严重程度相关。牙龈的外形也取决于组织破坏与修复的相互作用。纤维组织大量破坏,牙龈质地软;当修复反应产生大量纤维组织,有时甚至是过量的纤维组织时,牙龈质地较硬,边缘宽而钝。因此,龈缘变钝可能是因为水肿,也可能是因为纤维增生。另外,如果牙龈组织较薄,炎症反应可能导致牙龈退缩、胶原丧失,探诊龈沟深度变浅甚至为零。

显微镜下可见菌斑及钙化沉积物沉积于牙面,并与沟内上皮相接触,龈组织内有大量浆细胞、淋巴细胞及中性粒细胞浸润,牙龈纤维组织被溶解,有时可见纤维结缔组织增生成束。结合上皮及龈上皮均增生,白细胞迁移出血管,穿过结合上皮进入龈沟。发炎的牙龈血管扩张,血管周围可见炎性细胞。超微结构的研究显示,上皮细胞的细胞间隙增大,部分细胞间联合被破坏,有时淋巴细胞和浆细胞均会进入增大了的细胞间隙。牙龈内血管周围纤维组织溶解,炎症区成纤维细胞显示退行性改变,包括明显的胞质水肿、内质网减少、线粒体的嵴减、胞质膜破裂等。这些细胞病理学改变常伴随淋巴细胞的活性增高,在牙龈炎初期,血管周围纤维组织的丧失更易于在电镜下发现,淋巴细胞、浆细胞在胶原纤维破坏处大量存在,肥大细胞、中性白细胞、巨噬细胞也常见。

牙龈炎的这些改变被认为是菌斑内抗原及趋化因子造成的宿主反应。通常情况,炎症和免疫反应对宿主起到保护作用,然而在一定条件下,炎症和免疫反应也可造成宿主的损害。

在发病因子中,菌斑诱导的效应机制是牙龈炎病理发生的主要原因,尤其是靠近牙龈边缘处的龈上菌斑及龈下菌斑。在牙龈健康部位,龈上菌斑薄而稀疏,主要含有革兰氏阳性球菌和丝状菌,其中以革兰氏阳性放线菌居多。研究发现,引起龋病的菌斑细菌与引起牙龈炎的菌斑细菌不一样,附着在牙冠上的菌斑主要含有能合成葡聚糖的链球菌,而附着在牙颈部的菌斑主要含有能合成果聚糖的链球菌。随着菌斑的成熟,菌斑增厚,细菌数量增多,并逐渐有革兰氏阴性菌定植,如韦荣球菌、类杆菌、纤毛菌等,但从总的比例来看,仍然是革兰氏阳性球菌、杆菌和丝状菌占优势。在近龈缘的成熟龈上菌斑的外表面上,常见到细菌聚集成"玉米棒"样或"谷穗"状,研究证实其中心为革兰氏阳性丝状菌,如颊纤毛菌、放线菌,表面附着较多的球菌,如链球菌、韦荣球菌。龈下菌斑厚度和细菌数目明显增加,在牙龈炎初期,由正常的革兰氏阳性球菌为主变为以革兰氏阴性杆菌为主,其中的黏性放线菌可能发挥着重要作用。在试验性牙龈炎形成过程中,菌斑中的黏性放线菌数量明显增多、比例增加,且发生在临床炎症症状出现之前。黏性放线菌借助菌毛与合成的果聚糖,可黏附于牙面,与变形链球菌有共凝集作用,产生种间黏合,聚集成菌斑。在动物试验中,黏性放线菌可造成田鼠牙周的破坏。由人类中分离的黏性放线菌已证实可造成人类和啮齿动物试验性牙周损害和根面龋。一般认为黏性放线菌是早期牙龈炎的主要致病菌之一,与龈组织的血管扩张充血、牙龈出血有关。随着牙龈炎症的长期存在,龈下菌斑中革兰氏阳性球菌和杆菌比例减少,革兰氏阴性厌氧杆菌的比例增加,如具核梭形杆菌、牙龈卟啉单胞菌等。

除了菌斑成分对牙龈组织的刺激以外,其他的外源性和内源性因素也影响边缘性牙龈炎的临床表现及发生、发展。外源性因素常见的是组织创伤和张口呼吸,牙龈的创伤一般是由刷牙或使用牙签不当、咀嚼硬物等造成,如果创伤是短暂的,牙龈可迅速恢复正常,如果创伤反复发生或持续存在,比如下颌切牙反复创伤上颌腭侧黏膜,可能导致牙龈长期肿胀发炎,甚至发展成急性牙龈炎。食物嵌塞或不良牙科修复体造成的慢性创伤也很常见。张口呼吸或闭唇不全者,牙龈常肿大、流血,受损区域常常与唇外形一致。内源性因素,如不良修复体、食物嵌塞等,纠正不良习惯如张口呼吸,发炎的牙龈可以在短期内恢复正常。更重要的是教会患者正确的刷牙方法,养成刷牙习惯,防止牙龈炎的再次发生。

二、青春期牙龈炎

青春期牙龈炎是与内分泌有关的牙龈炎,在新分类中属于菌斑性龈病中受全身性因素影响的牙龈病。

牙龈是性激素作用的靶器官。性激素波动发生在青春期、月经期、妊娠期和绝经期。女性在生理期和非生理期(如性激素替代疗法和使用性激素避孕药)时,激素的变化可引起牙周组织的变化,尤其是已存在菌斑性牙龈炎时,变化更明显。这类牙龈炎的特点是非特异性炎症伴有突出的血管成分,临床表现为明显的出血倾向。青春期牙龈炎为非特异性的慢性炎症,是青春期最常见的龈病。

(一)病因

青春期牙龈炎与牙菌斑和内分泌明显有关。青春期牙龈对局部刺激的反应往往加重,可能是激素(最重要的是雌激素和睾丸激素)水平高,使得龈组织对菌斑介导的反应加重。不过这种激素作用是短暂的,通过口腔卫生措施可逆转。这一年龄段的人群,乳牙与恒牙的更替、牙齿排列不齐、口呼吸及戴矫治器等,造成牙齿不易清洁。加之该年龄段患者一般不注意保持良好的口腔卫生习惯,如刷牙、用牙线等,易造成菌斑的滞留,引起牙龈炎,而牙石一般较少。

成人后,即使局部刺激因素存在,牙龈的反应程度也会减轻。但要完全恢复正常,必须去除这些刺激物。此外,口呼吸、不恰当的正畸治疗、牙排列不齐等也是儿童发生青春期牙龈炎的促进因素。青春期牙龈病的发生率和程度均增加,保持良好的口腔卫生能够预防牙龈炎的发生。

(二)临床表现

青春期发病,牙龈的变化为非特异性的炎症,边缘龈和龈乳头均可发生炎症,好发于前牙唇侧的牙间乳头和龈缘。其明显的特征:龈色红、水肿、肥大,轻刺激易出血,龈乳头肥大,常呈球状突起。牙龈肥大发炎的程度超过局部刺激的程度,且易于复发。

(三)诊断

(1)青春期前后的患者。

(2)牙龈肥大发炎的程度超过局部刺激的程度。

(3)可有牙龈增生的临床表现。

(4)口腔卫生情况一般较差,可有错𬌗、正畸矫治器、不良习惯等因素存在。

(四)治疗

(1)口腔卫生指导。

(2)控制菌斑洁治,除去龈上牙石、菌斑和假性袋中的牙石。

(3)纠正不良习惯。

(4)改正不良修复体或不良矫治器。

(5)经上述治疗后仍有牙龈外形不良、呈纤维性增生者,可行龈切除术和龈成形术。

(6)完成治疗后应定期复查,教会患者正确刷牙和控制菌斑的方法,养成良好的口腔卫生习惯,以防止复发。对于准备接受正畸治疗的青少年,应先治愈原有的牙龈炎,并教会他们掌握正确的控制菌斑的方法。在正畸治疗过程中,定期进行牙周检查和预防性洁治,对于牙龈炎症较重且无法控制者,应及时中止正畸治疗,待炎症消除、菌斑控制后继续治疗,避免对深部牙周组织造成损伤和刺激。

三、妊娠期牙龈炎

妊娠期牙龈炎是指妇女在妊娠期间,由于女性激素水平升高,原有的牙龈炎症加重,牙龈肿胀或形成龈瘤样的改变(实质并非肿瘤)。分娩后病损可自行减轻或消退。妊娠期牙龈炎的发生率报道不一,为30%～100%。国内对上海700名孕妇的问卷调查及临床检查的研究结果显示,妊娠期牙龈炎的患病率为73.57%,随着妊娠时间的延长,妊娠期牙龈炎的患病率也提高,妊娠期龈瘤患病率为0.43%。有文献报道,孕期妇女的牙龈炎发生率及程度均高于产后,但孕期及产后的菌斑指数均无变化。

(一)病因

妊娠期牙龈炎与牙菌斑和患者的孕酮水平升高有关。妊娠本身不会引起牙龈炎,只是由于妊娠时性激素水平的改变,原有的慢性炎症加重。因此,妊娠期牙龈炎的直接病因仍然是牙菌斑,此外与全身内分泌改变,即体内性激素水平的变化有关。

研究表明,牙龈是雌性激素的靶器官,妊娠时雌激素水平增高,龈沟液中的雌激素水平也增高,牙龈毛细血管扩张、淤血,炎症细胞和液体渗出增多。有文献报道,雌激素和孕酮参与调节牙龈中花生四烯酸的代谢,这两种激素刺激前列腺素的合成。妊娠时雌激素和孕酮水平的增高影响龈上皮的角化,导致上皮屏障的有效作用降低,改变结缔组织基质,并能抑制对菌斑的免疫反应,使原有的牙龈炎临床症状加重。

有学者发现妊娠期牙龈炎患者的牙菌斑内中间普氏菌的比例增高,并与血浆中雌激素和孕酮水平的增高有关。因此,在妊娠期炎症的加重可能是由于菌斑成分的改变,而不只是菌斑量的增加。分娩后,中间普氏菌的数量降至妊娠前水平,临床症状也随之减轻或消失。有学者认为,孕酮在牙龈局部的增多,为中间普氏菌的生长提供了营养物质。口腔卫生良好且无局部刺激因素的孕妇,妊娠期牙龈炎的发生率和程度均较低。

(二)临床病理

组织学表现为非特异性、多血管、大量炎细胞浸润的炎症性肉芽组织。牙龈上皮增生、上皮钉突伸长,表面可有溃疡,基底细胞有细胞内和细胞间水肿。结缔组织内有大量的新生毛细血管,血管扩张充血,血管周围的纤维间质水肿,伴有慢性炎症细胞浸润。有的牙间乳头可呈瘤样生长,称妊娠期龈瘤,实际并非真性肿瘤,而是发生在妊娠期的炎性血管性肉芽肿。病理特征为明显的毛细血管增生,血管间的纤维组织可有水肿及黏液性变,并有炎症细胞浸润,其毛细血管增生的程度超过了一般牙龈对慢性刺激的反应,致使牙龈乳头炎性过长而呈瘤样表现。

(三)临床表现

1.妊娠期牙龈炎

患者一般在妊娠前即有不同程度的牙龈炎,从妊娠2~3个月开始出现明显症状,至8个月时达到高峰,且与孕酮水平相一致。分娩后约2个月时,牙龈炎可减轻至妊娠前水平。妊娠期牙龈炎可发生于个别牙或全口牙龈,以前牙区为重。龈缘和龈乳头呈鲜红或暗红色,质地松软、光亮,呈显著的炎性肿胀,轻触牙龈极易出血,出血常为就诊时的主诉症状。一般无疼痛,严重时龈缘可有溃疡和假膜形成,有轻度疼痛。

2.妊娠期龈瘤

据报道,妊娠期龈瘤在妊娠妇女的发生率为1.8%~5%,多发生于个别牙列不齐的牙间乳头区,前牙,尤其是下前牙唇侧乳头较多见。通常在妊娠第3个月,牙间乳头出现局限性反应性增生物,有蒂或无蒂,生长快,色鲜红,质松软,易出血,一般直径不超过2 cm。有的病例在肥大的龈缘处呈小分叶状,或出现溃疡和纤维素性渗出。严重病例可因巨大的妊娠瘤妨碍进食,但一般直径不超过2 cm。妊娠期龈瘤的本质不是肿瘤,不具有肿瘤的生物学特性。分娩后,妊娠瘤大多能逐渐自行缩小,但必须除去局部刺激物才能使病变完全消失。

妊娠妇女的菌斑指数可保持相对无改变,临床变化常见于妊娠期4~9个月时,有效地控制菌斑可使病变逆转。

(四)诊断

(1)孕妇,在妊娠期间牙龈炎症明显加重且易出血。

(2)临床表现为牙龈鲜红、松软、易出血,并有菌斑等刺激物的存在。

(3)妊娠瘤易发生在孕期的第4个月到第9个月。

(五)鉴别诊断

(1)有些长期服用避孕药的育龄妇女也可有妊娠期牙龈炎的临床表现,一般通过询问病史可鉴别。

(2)妊娠期龈瘤应与牙龈瘤鉴别。牙龈瘤的临床表现与妊娠期龈瘤十分相似,可发生于非妊娠的妇女和男性患者。临床表现为个别牙间乳头的无痛性肿胀,突起的瘤样物,有蒂或无蒂,表面光滑,牙龈颜色鲜红或暗红,质地松软极易出血,有些病变表面有溃疡和脓性渗出物。一般多可找到局部刺激因素,如残根、牙石、不良修复体等。

(六)治疗

(1)细致认真的口腔卫生指导。

(2)控制菌斑(洁治),除去一切局部刺激因素(如牙石、不良修复体等),操作手法要轻巧。

(3)一般认为分娩后病变可退缩。妊娠瘤若在分娩以后仍不消退,则需手术切除。对一些体积较大妨碍进食的妊娠瘤,可在妊娠4~6个月时切除。手术时注意止血。

(4)在妊娠前或早孕期治疗牙龈炎和牙周炎,并接受口腔卫生指导是预防妊娠期牙龈炎的重要举措。

虽然受性激素影响的牙龈炎是可逆的,但有些患者未经治疗或不稳定可引发牙周附着丧失。

四、药物性牙龈增生

药物性牙龈增生是指全身用药引起牙龈完全或部分的肥大,与长期服用药物有关。我国在20世纪80年代以前,药物性牙龈增生主要是由抗癫痫药苯妥英钠引起。近年来,临床上经常发现因高血压和心、脑疾病服用钙通道阻滞剂,以及服用用于器官移植患者的免疫抑制剂——环孢素等引起的药物性牙龈增生,而苯妥英钠引起的牙龈增生相对少见。目前我国高血压患者已达 1.34 亿,心、脑血管疾病亦随着我国社会的老龄化进一步增加,近年来这些疾病又出现低龄化的趋势。依据中国高血压协会的统计,目前我国高血压患者接受药物治疗者,约 50％使用钙通道阻滞剂,其中约 80％的高血压患者服用硝苯地平等低价药,由此可见,钙通道阻滞剂诱导的药物性牙龈增生在口腔临床工作中越来越多见。

药物性牙龈增生的存在不仅影响到牙面的清洁作用,妨碍咀嚼、发音等功能,有时还会造成心理上的障碍。

(一)病因

与牙龈增生有关的常用药物有 3 类:①苯妥英钠,为抗惊厥药,用于治疗癫痫病。②环孢素,为免疫抑制剂,用于器官移植患者以避免宿主的排异反应,以及治疗重度牛皮癣等。③钙通道阻滞剂,如硝苯地平、抗高血压药。长期服用这些药物的患者易发生药物性牙龈增生,其增生程度与年龄、服药时间、剂量有关,并与菌斑、牙石有关。

1.药物的作用

上述药物引起牙龈增生的真正机制目前尚不十分清楚。据报道,长期服用苯妥英钠治疗癫痫者,有 40％～50％发生牙龈纤维性增生,年轻人多于老年人。组织培养表明,苯妥英钠能刺激成纤维细胞的分裂活动,使合成蛋白质和胶原的能力增强,同时,细胞分泌无活性的胶原溶解酶。合成大于降解,致使结缔组织增生。有人报道药物性牙龈增生患者的成纤维细胞对苯妥英钠的敏感性增高,易产生增殖性变化,此可能为基因背景。环孢素 A 为免疫抑制剂,常用于器官移植或某些自身免疫性疾病患者。有学者报道,该药会引起牙龈肥大,服用此药者有 30％～50％发生牙龈纤维性增生,另有研究发现服药量＞500 mg/d 会诱导牙龈增生。硝苯地平为钙通道阻滞剂,对高血压、冠心病患者具有扩张外周血管和冠状动脉的作用,对牙龈也有诱导增生的作用,约有 20％的服药者发生牙龈增生。环孢素和钙通道阻滞剂两药联合应用,会增加牙龈增生的发生率和加重严重程度。这两种药引起牙龈增生的原因尚不十分清楚,有人报道两种药物以不同的方式降低了胶原酶活性或影响了胶原酶的合成。也有人认为牙龈成纤维细胞可能是钙通道阻滞剂的靶细胞,硝苯地平可改变其细胞膜上的钙离子流动而影响细胞的功能,使胶原的合成大于分解,从而使胶原聚集而引起牙龈增生。

近年来的研究表明,苯妥英钠、环孢素可能通过增加巨噬细胞的血小板生长因子的基因表现而诱导牙龈增生。这些药物能抑制细胞的钙离子摄入(钙是细胞内腺苷三磷酸酶活动所必需的)导致牙龈的过度生长。此外,药物对牙龈上皮细胞凋亡的影响作用不可忽视,甚至有的与药物剂量和用药时间呈正相关。这些相关凋亡蛋白的异常表达,可破坏上皮组织的代谢平衡,最终导致龈组织增生。

2.菌斑的作用

菌斑引起的牙龈炎症可能促进药物性牙龈增生的发生。长期服用苯妥英钠,可使原来已有炎症的牙龈发生纤维性增生。有研究表明,牙龈增生的程度与原有的炎症程度和口腔卫生状况有明显关系。人类和动物试验也证实,若无明显的菌斑微生物、局部刺激物及牙龈的炎症或对服药者施以严格的菌斑控制,药物性牙龈增生可以减轻或避免。但也有人报道,增生可发生于无局部刺激物的牙龈。可以认为,局部刺激因素虽不是药物性牙龈增生的原发因素,但菌斑、牙石、食物嵌塞等引起的牙龈炎症能加速和加重药物性牙龈增生的发展。

(二)病理

不同药物引起的龈肥大不仅临床表现相似,组织病理学表现也相同。上皮和结缔组织有显著的非炎症性增生。上皮棘层增厚,钉突伸长到结缔组织深部。结缔组织内有致密的胶原纤维束,成纤维细胞和新生血管均增多。炎症常局限于龈沟附近,为继发或伴发。

(三)临床表现

药物性牙龈增生好发于前牙(特别是下颌),初起为龈乳头增大,继之扩展至唇颊龈,也可发生于舌、腭侧牙龈,大多累及全口龈。增生龈可覆盖牙面1/3或更多。病损开始时,点彩增加并出现颗粒状和疣状突起,继之表面呈结节状、球状、分叶状,色红或粉红,质地坚韧。口腔卫生不良、创伤粉、龋齿、不良充填体和矫治器等均能加重病情。增生严重者可波及附着龈并向冠方增大,以致妨碍咀嚼。当牙间隙较大时,病损往往较小,可能由此处清洁作用较好所致。无牙区不发生该病损。牙龈肥大、龈沟加深,易使菌斑、软垢堆积,大多数患者合并有牙龈炎症。此时增生的牙龈可呈深红或暗红色,松软易于出血。增生的牙龈还可挤压牙齿移位,以上、下前牙区较多见。

苯妥英钠性牙龈增生一般在停药后数月之内增生的组织可自行消退。切除增生牙龈后若继续服药,病变仍可复发。

(四)诊断与鉴别诊断

1.诊断

(1)患者有癫痫或高血压、心脏病或接受过器官移植史,并有苯妥英钠、环孢素、硝苯地平或维拉帕米等的服药史。一般在用药后的 3 个月即发病。

(2)增生起始于牙间乳头,随后波及龈缘,表面呈小球状、分叶状或桑葚状,质地坚实,略有弹性。牙龈色泽多为淡粉色。

(3)若合并感染,则有牙龈炎的临床表现,存在局部刺激因素。

2.鉴别诊断

药物性牙龈增生主要应与伴有牙龈增生的菌斑性牙龈炎和牙龈纤维瘤病相鉴别。

(1)伴有龈增生的菌斑性牙龈炎:为慢性炎症性肥大,有明显的局部刺激因素,多因长期接触菌斑所引起。本病是牙龈肿大的常见疾病,好发于青少年。牙龈增生一般进展缓慢,无痛。通常发生于唇颊侧,偶见舌腭侧,主要局限在龈乳头和边缘龈,可限于局部或广泛,牙龈的炎症程度较药物性牙龈增生和遗传性牙龈纤维瘤病重。口呼吸患者的牙龈增生位于上颌前牙区,病变区的牙龈变化与邻近未暴露的正常黏膜有明显的界限。牙龈增生大多覆盖牙面的 1/3～2/3。一般分为以下两型。①炎症型(肉芽型):表现为牙龈深红或暗红,松软,光滑,易出血,龈缘肥厚,龈乳头呈圆球状增大。②纤维型:表现为牙龈实质性肥大,较硬而有弹性,颜色接近正常。临床上炎症型和纤维型常混合存在,病程短者多为炎症型,病程长者多转变为纤维型。

(2)牙龈纤维瘤病:牙龈纤维瘤病可有家族史,而无服药史。牙龈增生较广泛,大多覆盖牙面的 2/3 以上,以纤维性增生为主。

(五)治疗

(1)停止使用或更换引起牙龈增生的药物是最根本的治疗,然而大多数患者的病情并不允许停药。因此必须与相关的专科医师协商,考虑更换使用其他药物或与其他药物交替使用,以减轻不良反应。

(2)去除局部刺激因素,通过洁治、刮治去除菌斑、牙石,消除其他一切导致菌斑滞留的因素,并指导患者切实掌握菌斑控制的方法。治疗后多数患者的牙龈增生可明显好转甚至消退。

(3)局部药物治疗对于牙龈炎症明显的患者,除了去除菌斑和牙石外,可用3%过氧化氢液冲洗龈袋,并在袋内置入抗菌消炎的药物,待炎症减轻后再进行下一步的治疗。

（4）手术治疗：对于经上述治疗增生的牙龈仍不能完全消退者，可进行牙龈切除并成形的手术治疗；对于重度增生的患者，为避免角化龈切除过多，可采用翻瓣加龈切术的方法。术后若不停药和忽略口腔卫生，则易复发。

（5）指导患者严格控制菌斑，以减轻服药期间的牙龈增生程度，减少和避免手术后的复发。

对于需长期服用苯妥英钠、硝苯地平、环孢素等药物的患者，应在开始用药前先治疗原有的慢性牙龈炎。

第五章

口腔黏膜疾病

第一节 唇舌疾病

一、唇炎

唇炎是发生于唇部的炎症性疾病的总称。

(一)慢性非特异性唇炎

1.概述

本病是不能归为后述各种有特殊病理变化或病因的唇炎,病程长,反复发作。

(1)病因:非特异性表现。黏膜上皮角化多见于高原寒冷地区或气候干燥季节,患者有舔唇及咬唇习惯。

(2)临床表现:以干燥、脱屑、发痒、灼痛、渗出、结痂为主。好发于下唇唇红部,有淡黄色干痂伴鳞屑充血。

(3)诊断:病程反复,时轻时重,干冷季节好发,唇红干燥、脱屑。

2.治疗

避免刺激因素;抗生素软膏局部涂布;有结痂时,用 0.1％依沙吖啶液湿敷,涂抗溃疡软膏;局部注射曲安奈德,每周 1 次,每次 20～100 mg,局部黏膜下注射。

(二)腺性唇炎

1.概述

(1)病因:先天遗传因素及牙龈炎、牙周炎局部病灶。

(2)临床表现:唇腺肥大增生,可见唇腺导管口,挤压口唇有稀薄、淡黄色液体流出。

(3)诊断与鉴别诊断:依据腺体肿大硬韧,内侧可见针尖大小颗粒中央凹陷的导管口,有液体流出等表现进行诊断。应与肉芽肿性唇炎和良性淋巴增生性唇炎鉴别。

2.治疗

泼尼松龙混悬液或曲安西龙,每周 1 次,每次 20～100 mg,局部黏膜下注射。继发感染可用抗生素软膏。

(三)良性淋巴增生性唇炎

1.概述

(1)病因:可能与胚胎发育过程中残留的原始淋巴组织在辐射下增生有关。

(2)临床表现:局限于 1 cm 以内的淡黄色痂皮伴少量白屑。

(3)诊断:局部损害,反复发作的剧烈瘙痒,淡黄色液体渗出。

2.治疗

避免日光暴晒,放射性核素^{32}P贴敷。

(四)肉芽肿性唇炎

1.概述

(1)病因:与结核或结节病有关。

(2)临床表现:以单发于上唇或下唇的弥漫性肿胀为主。

(3)诊断:上唇弥漫性肿胀,不能恢复。

2.治疗

早期用泼尼松龙等肾上腺皮质激素注射于唇部,口角封闭及放射治疗和手术治疗。

(五)梅-罗综合征

1.概述

(1)病因:可能是结节病变异。

(2)临床表现:青年较多,唇肿、裂舌、面瘫,间隔时间短。

(3)诊断与鉴别诊断:出现两项主症即可诊断。应与面瘫鉴别。

2.治疗

口服肾上腺皮质激素,如泼尼松片,每片 5 mg,每天 2 次,每次 1/2～3 片,口服;地塞米松片,每片 0.75 mg,每天 3 次,每次 1/2～1 片,口服。

(六)光化性唇炎

1.概述

(1)病因:日光中紫外线所致。

(2)临床表现:①急性光化性唇炎表现为唇红,广泛水肿、充血、水疱、糜烂、结节。②慢性光化性唇炎反复发作,唇皲裂,充血、肿胀。

(3)诊断:依据光照史和糜烂表现进行诊断。

2.治疗

有渗出时湿敷,保持清洁干燥。

(七)变态反应性唇炎

1.概述

(1)病因:引起水肿的抗原和半抗原。

(2)临床表现:①唇血管神经性水肿上唇多见,肿胀区弥散,周界不清。②接触性唇炎为迟发型变态反应,无唇外部位肿胀。

(3)诊断:依据接触史和唇部弥漫性肿胀,无渗出和糜烂等进行诊断。

2.治疗

可用肾上腺素(1 毫克/支)0.25～0.5 mg,皮下注射;也可用异丙肾上腺素(1 毫克/支)0.2～0.4 mg 与 5%葡萄糖 500 mL 静脉滴注。也可口服肾上腺皮质激素,如泼尼松、地塞米松、倍他米松等。重症者用氢可化的松 200～400 mg,静脉滴注,每天 1 次。

二、口角炎

(一)营养不良性口角炎

1.概述

(1)病因:营养不良,B 族维生素缺乏。

(2)临床表现:上、下唇联合处水平、线状浅表皲裂,有时伴有糜烂。

(3)诊断:根据非特异性局部炎症的临床表现进行诊断。

2.治疗

补充叶酸及维生素等。复合维生素片,每次 1～2 片,每天 3 次,口服;叶酸片,5 毫克/次,每天 3 次,口服。

(二)感染性口角炎

1.概述

(1)病因:由细菌、病毒等病原微生物引起。

(2)临床表现:急性期出现肿痛的感染症状及渗出、结痂。

(3)诊断:依据临床表现和生物学检查进行诊断。

2.治疗

纠正过短的颌间距离,修改不良的修复体,应用广谱抗生素。

(三)接触性口角炎

1.概述

(1)病因:由接触变应原等物质引起。

(2)临床表现:急性发作,局部水肿、充血、糜烂明显。

(3)诊断:发病迅速,水肿、渗出,疼痛明显。

2.治疗

去除变应原,停用可疑药物,服用抗过敏药物,如泼尼松片,每片 5 mg,每天 2 次,每次1/2~3片,口服。

(四)创伤性口角炎

1.概述

(1)病因:由急性创伤或严重的物理性刺激引起。

(2)临床表现:单侧有裂口,渗血、血痂。

(3)诊断:外伤史、口腔治疗史常为单侧。

2.治疗

用抗生素药物溶液冲洗、湿敷,甲紫涂布。

三、舌疾病

(一)地图舌

1.概述

本病是一种浅表性非感染性的舌部炎症,类似地图中的国界,所以,称为地图舌。

(1)病因:精神因素、内分泌因素、营养因素、局部因素等。

(2)临床表现:好发于舌背、舌尖、舌缘中间,为丝状乳头萎缩,黏膜鲜红。

(3)诊断:地图状特征,边扩展边修复。

2.治疗

消除恐惧心理。本病预后良好,无明显不适感,一般无须治疗。

(二)沟纹舌

1.概述

(1)病因:①年龄因素,60 岁以上呈上升趋势。②地理、人种及营养因素。③全身性疾病,天疱疮患者 50% 有本病。④遗传因素。⑤感染因素。

(2)临床表现:以舌背不同形态、不同排列、不同深浅长短、不同数目的沟纹或裂纹为特征。

(3)诊断:沟纹特征为诊断依据。

2.治疗

一般无须治疗,局部以抗感染为主,可服用维生素,裂深可考虑手术治疗。

(三)萎缩性舌炎

1.概述

(1)病因:贫血、烟酸缺乏、干燥综合征、白色念珠菌感染。

(2)临床表现:舌背丝状乳头首先萎缩,继而菌状乳头萎缩,贫血者伴有皮肤、黏膜苍白,头昏、耳鸣。

(3)诊断与鉴别诊断:根据舌乳头萎缩引起的舌光滑,红似镜面等特征进行诊断。与以下疾病相鉴别:①舌扁平苔藓病区周围有珠光白色损害。②赤斑黏膜变薄光滑。③慢性萎缩性念珠菌病边界不清的红斑。

2.治疗

对症治疗,含漱消炎;对因治疗,纠正贫血。

(四)舌乳头炎

1.概述

(1)病因:全身性因素多见,如营养不良。

(2)临床表现:丝状乳头炎,表现为萎缩性;菌状乳头炎;轮廓乳头炎;叶状乳头炎。

(3)诊断:丝状乳头以萎缩为主,其他以部位和红肿为标准。

2.治疗

纠正贫血,补充维生素。

(五)正中菱形舌炎

1.概述

(1)病因:白色念珠菌感染及糖尿病继发感染。

(2)临床表现:位于舌背正中后 1/3 处,一般呈前后的菱形或近似菱形的椭圆形,色红,舌乳头缺失。

(3)诊断:根据特定部位和乳头菱形缺乏的特征进行诊断。

2.治疗

一般无须治疗。

(六)毛舌

1.概述

(1)病因:与口腔环境状况不好有关。

(2)临床表现:毛舌好发于舌背正中部,丝状乳头增生呈毛发状。

(3)诊断:依据特征性毛发状病损进行诊断。

2.治疗

对因治疗,对症治疗。

(七)舌扁桃体肥大

1.概述

(1)病因:与上呼吸道感染有关。

(2)临床表现:舌根侧缘对称性结节状隆起,呈暗红色或淡红色。

(3)诊断:伴溃疡者进行活体组织检查,其他根据部位及症状进行诊断。

2.治疗

无须治疗。

四、灼口综合征

(一)概述

灼口综合征是以舌为主要发病部位,以烧灼疼痛为主要表现的一组综合征。

1.病因

(1)局部因素:如残根、残冠、不良修复体、义齿材料过敏、结石、过度饮酒、吸烟等理化刺激。

(2)系统因素:最常见的是更年期综合征,其次是糖尿病,维生素及矿物质缺乏,长期滥用抗生素引起的菌群失调和白色念珠菌感染,长期使用抗焦虑药、利尿剂等。

(3)精神因素:与人的性格有关,如焦虑型、抑郁型及情绪不稳定、恐癌心理等。

2.临床表现

舌烧灼样疼痛,麻木感,刺激痛,味觉迟钝。

3.诊断

(1)烧灼样疼痛可发生在口腔黏膜的任何部位,且多无固定界限。

(2)疼痛轻重与情绪及精神状态有关,并有晨轻、午后加重的特点,疼痛可自然缓解。

(3)局部检查无充血、糜烂、溃疡等病变。

(4)可伴烦躁、抑郁症状。

(二)治疗

1.对因处理

消除局部刺激因素,停用可疑药物,并且要纠正患者伸舌自检的不良习惯。积极治疗糖尿病等系统性疾病。更年期症状明显而又无禁忌证者,可试用己烯雌酚 0.25 mg/d,待症状好转后减为 0.125 mg/d,连续服用 21 天后停药 7 天,可持续使用 3 个月。应避免长期大剂量使用。维生素缺乏或营养状况不佳,可补充复合维生素 B 或维生素 B_1、维生素 B_6、维生素 B_{12}、维生素 E 及叶酸等。

2.对症处理

疼痛明显者可用 0.5% 达克罗宁液局部涂布,但不可长期频繁使用。失眠、抑郁明显者可用谷维素、艾司唑仑、阿普唑仑等。口干、唾液黏稠者可用溴己新,每片 8 mg,每天 3 次,每次 1～2 片,口服或用人工唾液含服。

3.心理治疗

心理疏导治疗。对明显伴烦躁、抑郁症状的患者,可采用镇静安定药物并用谷维素等药物调节自主神经功能。

第二节　口腔黏膜感染性疾病

一、伪膜性口炎

伪膜性口炎是由几种球菌引起的口腔黏膜急性炎症。在口腔的病损都是以形成假膜为特点,故称伪膜性口炎。

(一)病因

病因为金黄色葡萄球菌、溶血性链球菌、肺炎球菌、甲型溶血性链球菌等。

(二)诊断要点

(1)口腔黏膜糜烂或溃疡,病损表面形成灰白色假膜,范围大小不等,略高出黏膜表面。

(2)局部疼痛明显,无特异口臭。可伴发热、颌下淋巴结肿大等。

(3)行假膜涂片或细菌培养。

(三)治疗

1.全身治疗

(1)抗菌消炎:选用广谱抗菌药物,如四环素、磺胺类药物等;或根据药物敏感试验培养结果选用合适的抗菌药物。

(2)B族维生素及维生素C,口服。

2.局部治疗

局部可选用0.25%金霉素液含漱,0.05%氯己定液,金银花和甘草煎水漱口。局部涂抹珠黄散、冰硼散等药物。疼痛明显者可用1%普鲁卡因溶液饭前含漱。

(四)护理与预防

(1)宜半流质饮食。

(2)保持口腔卫生。

(3)注意休息。

二、单纯疱疹

本病是由单纯疱疹病毒引起的一种可见口腔病损的全身性疾病。病变发生在口腔黏膜时,称疱疹性口炎;发生在唇周皮肤或颊部皮肤者,称唇疱疹或颊疱疹。6岁以下儿童好发。

(一)病因

病因主要为Ⅰ型单纯疱疹病毒,也有少数为Ⅱ型单纯疱疹病毒,通过飞沫和接触传染,全身抵抗力降低时发病。

(二)诊断要点

(1)多见于3岁以下的婴幼儿,有骤然发热史,体温逐渐下降后,口腔病情逐渐加重,拒食流涎,区域淋巴结肿大。

(2)唇周皮肤或口腔黏膜可见散在或成簇的透亮小疱疹。

(3)口腔内侧黏膜均可累及,黏膜呈片状充血、疼痛,其上有成簇的小溃疡,有的互相融合成较大的溃疡,边缘不齐,溃疡面覆有黄白色假膜,愈合不留瘢痕。

(4)成年患者全身反应较轻,并可复发。

(三)鉴别诊断

本病应与疱疹性咽峡炎、多形性红斑、手足口病等区别。疱疹性咽峡炎是柯萨奇病毒 A 引起的急性疱疹性炎症,但发作较轻,全身症状多不明显,病损分布限于口腔局部,软腭、悬雍垂、扁桃体等处,丛集成簇小水疱,疱破成溃疡,无牙龈损害,病程为 7 天左右。

(四)治疗

1.全身治疗

(1)支持治疗:口服大量多种维生素。病情较重。影响进食者,予以输液。

(2)抗病毒治疗:可选用盐酸吗啉胍、板蓝根冲剂等。

(3)对反复发作者,可选用丙种球蛋白 3～6 mL,肌内注射,每周 2 次。

2.局部治疗

(1)含漱:可选用 0.1%依沙吖啶液或 3%过氧化氢漱口。继发感染者,可用 0.25%金霉素溶液含漱。

(2)外涂:唇疱疹可用 0.1%碘苷或炉甘石洗剂。

(五)护理与预防

(1)半流质饮食。

(2)适当休息。

(3)对患儿应予以隔离,避免与其他儿童接触。

三、带状疱疹

本病为病毒感染性疾病。特点是剧烈疼痛,沿神经走向发生水疱、溃疡,呈单侧分布。疱疹单独或成簇排列并呈带状。中年以上多见,无明显性别差异。

(一)病因

致病病毒为带状疱疹病毒,通过唾液飞沫或皮肤接触而进入人体,侵犯神经末梢,潜伏于脊髓神经的后结节或脑神经髓外节、三叉神经节,当机体抵抗力下降时发病。

(二)诊断要点

(1)发病迅速,病前可有发热、全身不适等前驱症状。

(2)患侧皮肤有烧灼感,神经性疼痛,继而出现小水疱,且疼痛与疱疹沿着三叉神经区域分布,损害多为单侧且不超过中线。

(3)口内疱疹较易破裂而形成糜烂面;皮肤疱疹破裂较缓慢,逐渐形成黄色结痂脱落,病程为 2~5 周,愈后不留瘢痕。

(4)可发生历时较久的类似神经痛的后遗症,本病愈后很少复发。

(三)鉴别诊断

应与单纯疱疹、手足口病、疱疹性咽峡炎等区别。

(四)治疗

1.全身治疗

(1)抗病毒:可肌内注射板蓝根注射液、口服盐酸吗啉胍等。

(2)止痛:苯妥英钠 300 mg,或卡马西平 600~800 mg,每天分 3 次服用。

(3)注射:肌内注射维生素 B_1 或维生素 B_2,隔天 1 次。

2.局部治疗

病损局部可涂 1%甲紫或炉甘石溶液,可帮助水疱吸收、干燥、脱痂。

(五)护理与预防

(1)保持局部清洁,避免摩擦病损部位。

(2)忌烟、酒、辛辣厚味与发物。

(3)加强锻炼,提高机体免疫力。

四、口腔念珠菌病

本病是指口腔黏膜广泛的感染呈小点或大片凸起,如凝乳状的假膜。多见于婴幼儿。

(一)病因

(1)婴幼儿患本病主要来自母体的白色念珠菌感染或哺乳器消毒不严所致。

(2)成人患本病多由于体质虚弱或长期大量应用抗生素或免疫抑制剂后,使某些微生物与白色念珠菌之间的拮抗失调引起。

(二)诊断要点

(1)多见于婴幼儿,患儿常烦躁不安、低热、拒食,在成年人中,自觉症状不明显。

(2)口腔任何部位均可受累,病损为片状白色斑块,周围有散在的白色小点,有如残留的奶块,不易擦去,强行剥离,可见溢血糜烂面。周围黏膜正常或轻度充血。

(3)涂片可查见菌丝或芽孢,培养可查见白色念珠菌。

(三)治疗

1.局部治疗

用2%～4%碳酸氢钠溶液或2%硼砂、0.05%氯己定液清洗口腔。病损区涂布1%～2%甲紫,每天3～4次。

2.全身治疗

重症者可口服制霉菌素:小儿5万～10万单位;成人50万～100万单位,每天3次。

(四)护理与预防

(1)注意口腔清洁卫生。

(2)食具定期消毒。

(3)避免长期大量使用广谱抗生素或免疫抑制剂。

五、口腔结核

(一)病因

由结核杆菌通过黏膜或口周皮肤的创伤而感染。

(二)诊断要点

(1)多有全身结核病史或结核病接触史。

(2)口腔黏膜某部位见有结核性溃疡。溃疡面积较大,损害边缘不整齐,似鼠啮状。溃疡面密布粟粒状的紫红色或桑葚样肉芽肿,上覆少量脓性分泌物。

(3)病损位于鼻唇部,皮肤见有寻常狼疮。一般无明显的自觉症状,损害为散在分布的数量不等的绿豆至黄豆大小的结节,且不断扩大融合,也可静止或萎缩,破溃后形成溃疡。

(4)进行胸部X线检查、红细胞沉降率、结核菌素试验有助诊断。

(三)治疗

1.抗结核治疗

异烟肼0.1 g,口服,每天3次;利福平0.45 g,顿服,疗程6个月以上。

2.局部治疗

0.5%达克罗宁涂布,或链霉素0.5 g于局部封闭。

(四)护理与预防

(1)保持口腔清洁卫生,以防继发感染。

(2)及时去除有关的创伤因子。

六、坏疽性口炎

(一)概述

1.病因

螺旋体和梭形杆菌感染,合并产气荚膜杆菌与化脓性细菌的感染。

2.临床表现

单侧颊黏膜上出现紫红色硬结,迅速变黑脱落,遗留边缘微突起的溃疡面,向深部扩展,并有大量坏死组织脱离,腐烂脱落导致"穿腮露齿",有特异性腐败恶臭,称为坏疽性口炎。

(二)治疗

局部用1.5%~3%过氧化氢冲洗去除坏死组织;全身抗感染治疗,要给予足量广谱抗生素,如青霉素、红霉素等,也可使用甲硝唑、替硝唑等;全身应给予高维生素、高蛋白饮食,加强营养,必要时可补液、输血。

七、手足口病

(一)概述

手足口病是一种儿童传染病,以手、足和口腔黏膜疱疹或破溃成溃疡为主要临床特征。

1.病因

本病为柯萨奇 A-16 型病毒与肠道病毒 71 型感染所致。

2.临床表现

潜伏期为 3~4 天,多无前驱期症状,常有 1~3 天的持续低热,口腔和咽喉疼痛。发疹多在第 2 天,呈离心分布,多见于手指、足趾背面及甲周。开始为玫瑰红色斑丘疹,1 天后形成小水疱。发生于口内时,极易破溃形成溃疡面,上覆灰黄色假膜。

3.诊断与鉴别诊断

根据临床表现可作出诊断(季节、临床表现、年龄),应与单纯性疱疹性口炎、疱疹性咽峡炎相鉴别。

(二)预防和治疗

1.预防

(1)隔离、消毒,及时发现并隔离患者(1 周)。注意日常用品、玩具的消毒。

（2）增强机体免疫力,有接触史的婴幼儿及时注射 $1.5\sim3$ mL 的丙种球蛋白。

2.治疗（注意药物适应证与禁忌证）

（1）对症治疗:注意休息和护理。口服维生素 B_1 和维生素 C。

（2）抗病毒治疗:利巴韦林,每次 200 mg,每天 $4\sim6$ 次,口服;或 $5\sim10$ mg/(kg·d),每天 2 次,肌内注射,5 天为 1 个疗程。

（3）中医中药治疗:板蓝根冲剂,每次 1 包,每天 2 次,冲服。

（4）局部用药:主要用于口腔溃疡,如各种糊剂和含片。

第三节　口腔黏膜变态反应性疾病

一、多形性红斑

本病为黏膜与皮肤急性渗出性炎症病变。病损以多形性红斑、丘疹、水疱、糜烂、结痂等多种形式出现。多见于青少年。病因复杂,以变态反应为多见,有一定自限性。

(一)病因

一般认为与变态反应因素有关。发病前常有服药史,或食用异性蛋白、接触化妆品等。与季节气候因素、寒冷、灰尘、日光或微生物感染、精神情绪应激反应等亦有关。

(二)诊断要点

（1）口腔黏膜表现为红斑、水疱,破溃后常融合成片状表浅糜烂,形状不规则,疼痛明显。可伴唇部水疱渗出、结痂或脓痂。

（2）皮肤可有散在丘疹、红斑、水疱,对称性分布于颜面、耳郭、四肢与躯干等部位。典型红斑呈虹膜样（在红斑中心发生水疱而状似虹膜）或环状（在红斑边缘部分发生水疱而似环状）。

（3）发病急骤,病程短,可以复发。

(三)鉴别诊断

应注意与药物过敏性口炎、白塞综合征、天疱疮、疱疹性龈口炎等鉴别。

(四)治疗

1.全身治疗

(1)抗组胺类药物:用苯海拉明、氯苯那敏、氯雷他定等,可配合10%葡萄糖酸钙加维生素C静脉注射。

(2)肾上腺皮质激素:病重者,用泼尼松30 mg,口服,每天1次,3～5天减量至5 mg,每天1次。或静脉滴注氢化可的松。

(3)支持治疗:给予多种维生素。必要时给予输液。

2.局部治疗

(1)消炎止痛:用依沙吖啶、氯己定或复方硼砂漱剂及1%～2%普鲁卡因含漱。

(2)皮肤病损可用5%炉甘石洗剂。

(五)护理与预防

(1)保持口腔卫生。

(2)避免和停止可能引起变态反应的药物及食物。

二、药物性口炎

本病属Ⅳ型变态反应性疾病,病损可单独或同时见于口腔与皮肤。若有口腔病损者,根据病因不同,又称接触性口炎或药物性口炎。

(一)病因

由于口腔黏膜反复接触某种物质,如托牙材料、食物、银汞合金、牙膏、唇膏等所致;或使用某些药物,如磺胺类、巴比妥类、抗生素类、镇静药等发生变态反应所致。

(二)诊断要点

(1)有明显的病因接触史。

(2)接触性口炎潜伏期≤2天。口腔黏膜充血水肿,出现水疱,糜烂渗出,上覆假膜,局部灼热疼痛。

(3)药物性口炎潜伏期初次发作稍长,随着反复发作,可缩短至数小时或数分钟。口腔黏膜灼热发胀或发痒,充血水肿,渗出糜烂甚至坏死。也可合并全身皮肤损害或局限固定性色素斑,即固定性药疹。

(三)治疗

1.局部治疗

(1)消炎含漱剂:氯己定、依沙吖啶等溶液含漱。

(2)止痛:0.5%～1%普鲁卡因液,于饭前 10 分钟含漱。

2.全身治疗

(1)抗组胺类药物:口服苯海拉明、氯苯那敏、氯雷他定等。

(2)10%葡萄糖酸钙溶液 20 mL 加维生素 C 1 g,静脉注射,每天 1 次。

(3)病情严重者,可酌情使用泼尼松、地塞米松等肾上腺皮质激素。

(4)给予大量维生素 C。

(四)护理与预防

(1)保持口腔卫生,防止继发感染。

(2)及时去除和避免变态反应原因。

三、血管神经性水肿

(一)病因

血管神经性水肿属 I 型变态反应。引起变态反应的物质有食物、药物、寒冷、情绪、感染、外伤等。

(二)诊断要点

(1)好发于口唇周围的疏松组织,上唇多于下唇。

(2)肿胀发展迅速,一般在 10 分钟内已明显,水肿区光亮潮红或接近正常色泽。

(3)局部有灼热、瘙痒感。触诊微硬而有弹性,无压痛。

(三)治疗

(1)寻找变应原,并停止接触。

(2)抗组胺类药物,如苯海拉明、氯苯那敏、氯雷他定等。必要时使用类固醇皮质激素。

(3)局部涂用炉甘石洗剂止痒。

四、过敏性接触性口炎

(一)概述

过敏性接触性口炎是过敏体质者于局部接触药物后,发生变态反应引起的一种炎症性疾病。

1.病因

迟发型变态反应。

2.临床表现

接触部位轻者黏膜肿胀发红或形成红斑;重者糜烂和溃疡,甚至坏死。在接触区外,也可向邻近组织扩张。

3.诊断

根据病史及发现局部变应原,除去病因后症状很快消失进行诊断。

(二)治疗

除去变应原。

第四节　口腔黏膜溃疡类疾病

一、复发性口腔溃疡

复发性口腔溃疡是口腔黏膜病中的常见疾病。

(一)病因

本病病因复杂,目前尚不十分清楚。可能与病毒感染、细菌感染、胃肠道功能紊乱、内分泌失调、精神神经因素、遗传因素及免疫功能失调有关。

(二)诊断要点

1.发病特点

口腔溃疡具有明显的复发规律性,间歇期不定,每次发作可在1~2周内自行愈合;但腺周口腔溃疡愈合缓慢,可长达数月。

2.临床类型

(1)轻型口腔溃疡:1个或几个小溃疡,直径为 0.1~0.5 cm。散在分布于角化较差的被覆黏膜上。

(2)口炎型口腔溃疡:损害形态同轻型口腔溃疡,但数量多,十几个甚至几十个,且多伴有发热、困倦、颌下淋巴结肿大等症状。

(3)腺周口腔溃疡:深在性大溃疡,直径约为 1 cm,边缘为不规则隆起,中央凹陷,基底可呈结节状,愈后可留下瘢痕组织。

(三)鉴别诊断

本病应与白塞综合征鉴别。白塞综合征是一种病因不明、全身多个系统受损的疾病。除有反复发作的口腔溃疡外,多同时伴有眼部病变(如葡萄膜炎、虹膜睫状体炎和前房积脓、视神经萎缩等)、皮肤病变(如结节性红斑、毛囊炎、疖肿等)、关节肿痛、胃肠道症状、呼吸道症状、发热、肝大、脾大、血管病变及颅脑神经损害等病变。

(四)治疗

1.局部治疗

(1)含漱:用 0.1%依沙吖啶或 0.05%～2%氯己定含漱;口炎型口腔溃疡可用 2%～5%金霉素溶液含漱。亦可用金银花、野菊花、甘草各适量煎水含漱。

(2)局部吹药:用锡类散、冰硼散、白及粉等吹患处,1 天数次。

(3)激素局部注射:用于腺周口腔溃疡。地塞米松 2 mg 加入 2%普鲁卡因溶液 0.5～1 mL 于病变下方注射,每周 1～2 次,一般 5 次左右。

(4)超声雾化:用清热解毒、活血化瘀的中药制成雾化水剂,每次 15 分钟,每天 1～2 次。

2.全身治疗

(1)维生素:口服维生素 C、复合维生素 B。

(2)调整免疫功能的药物:①溃疡频繁发作、数目多者,可用泼尼松每天15～30 mg,分 3 次口服,5 天后逐渐减量,7～10 天停药。②左旋咪唑 50 mg,每天 3 次,每周连服 3 天,3 个月为 1 个疗程。如用药 1 个月效果不明显应立即停药,用药1周后观察白细胞数,少于 $4×10^9$/L 时应停药。③转移因子,每次 1 mL,于腋下或腹股沟处做皮下注射,每周 1～2 次,10 次为 1 个疗程。④胎盘球蛋白或丙种球蛋白,每次 3 mL,肌内注射,在溃疡急性期注射 1 次,必要时 1 周后重复注射1次。⑤厌氧棒菌菌苗,皮下注射,用于严重的腺周口腔溃疡患者。开始每次 0.5～1 mg,每周 1 次,如超过 1 mg 时,可行多点注射,连续 1～3 个月。

(五)护理与预防

(1)注意生活起居规律,保持心情舒畅。

(2)饮食清淡,避免辛辣等刺激。

(3)避免口腔黏膜创伤。

(4)保持大便通畅,有习惯性便秘者,宜常服蜂蜜。

二、贝赫切特综合征

贝赫切特综合征以口腔黏膜、外生殖器黏膜和眼的损害为主要特点。

(一)病因

病因可能与自身免疫或微循环障碍有关。

(二)诊断要点

1.发病特点

发病具有周期性反复发作的规律。

2.损害特点

(1)口腔：与轻型或口炎型复发性口腔溃疡相似。

(2)眼：结膜炎、虹膜睫状体炎、角膜炎、视网膜出血,晚期可伴前房积脓。

(3)生殖器：外阴或肛周溃疡。

(4)皮肤：结节红斑、毛囊炎、痤疮样皮炎等。有针刺丘疹或脓疱等非特异性皮肤反应。

(5)其他：膝、踝、腕等关节酸痛;脉管炎;发热,肝大、脾大及消化道溃疡、颅脑神经损害等。

如出现以上损害特点(1)～(4)中3个或仅两条,而(5)中亦有两种症状者,即可诊为本病。

(三)治疗

局部与全身治疗参照复发性口腔溃疡的治疗。

(四)护理与预防

(1)保持局部清洁。

(2)起居有规律,饮食宜清淡。

(3)保持心情舒畅,避免精神刺激。

三、创伤性溃疡

本病是指由长期的慢性机械创伤所引起的口腔黏膜溃疡性损害。

(一)病因

(1)口腔内持久的机械性刺激,如不良修复体的卡环、牙托、残冠、残根等。

(2)婴儿舌系带过短,在吸吮、伸舌等动作时与下切缘长期摩擦所致。

(二)诊断要点

(1)口腔溃疡无周期性复发史。

(2)溃疡形态与邻近机械性创伤因子相互契合,病损相应部位有明显的刺激因素存在。

(3)溃疡边缘隆起,中央凹陷。

(4)去除刺激后溃疡即愈合。

(三)鉴别诊断

注意与腺周口腔溃疡、癌性溃疡及结核性溃疡相鉴别。

(四)治疗

(1)去除刺激因素,如拔除残冠、残根、修改义齿、调合等。

(2)舌系带损害,应磨改锐利切嵴。舌系带过短者,考虑行舌系带修整术。

(3)局部用 0.1%依沙吖啶、0.05%氯己定含漱液含漱,再用 1%甲紫、冰硼散等涂布。

(4)如有继发感染,应用抗生素。

(五)护理与预防

(1)保持口腔卫生,预防继发感染。

(2)及时拔除残冠、残根,修改、去除不良充填、修复体等。

第五节　口腔黏膜大疱类疾病

一、天疱疮

天疱疮是一种危及生命的黏膜皮肤病,较为少见。临床可分寻常型、增殖型、落叶型和红斑型 4 种。其中寻常型最为多见。

(一)病因

病因不十分清楚,多认为是一种自身免疫性疾病。

(二)诊断要点

(1)寻常型:几乎都有口腔损害。除了唇部有时可见完整的水疱外,口内黏膜仅见破裂的灰白色疱壁。皮肤水疱多向周围扩大而松弛,疱壁塌陷、破裂、剥脱。损害受到摩擦时,可发生疼痛。有时可并发多窍性黏膜损害。

(2)增殖型:口腔损害与寻常型相似,但在大疱破裂后剥脱面出现乳头状或疣状增生,形成高低不平的肉芽创面,有疼痛。

(3)落叶型:口腔损害少见,为浅表而小的糜烂。皮肤损害为红斑基础上的水疱,容易剥离成为落叶状的皮炎,好发于颜面及腹部。

(4)红斑型:是落叶型的局限型。主要发生在颜面两颊与跨越鼻梁的"蝶形"落叶状损害。

(5)取新鲜完整大疱进行活体组织检查,可见大量棘层松解细胞。

(三)治疗

1.全身治疗

(1)首选肾上腺皮质激素:泼尼松每天 60～80 mg 或更多,至少服 6 周。症状控制后,逐渐减量至每天 10 mg 左右。疗程长短视病情而定。

(2)免疫抑制剂:口服环磷酰胺 50 mg,或硫唑嘌呤 50 mg,每天两次。

(3)支持治疗:维生素 C、B 族维生素。进食困难者可输液。

(4)抗生素:继发感染者应用抗生素。

2.局部治疗

(1)含漱:用氯己定、依沙吖啶、碳酸氢钠或金霉素液含漱。

(2)止痛:1%～2%普鲁卡因液饭前 10 分钟含漱。

(四)护理与预防

(1)保持口腔清洁。

(2)流质、高蛋白饮食。

(3)坚持治疗,以防病情反复。

二、家族性良性天疱疮

家族性良性天疱疮是一种少见的常染色体显性遗传性大疱性皮肤病。该病由 Halley 兄弟于 1939 年首次报道,男女发病率大致相等,70%的患者有家族史。

(一)病因

已有研究表明,家族性良性天疱疮遗传基因定位于 3q21-24,是编码高尔基体钙离子泵的 *ATP2C1* 基因发生突变所致。*ATP2C1* 基因信使核糖核酸(mRNA)在全身各组织都有表达,角质形成细胞表达量最高。

(二)临床表现

本病多于青春期以后发病,病程缓慢,病情较轻,夏季易加重。主要发病部位为颈、腋窝、腹股沟等易摩擦和创伤的部位。初起病损为红斑基础上的局限性小疱,疱壁松弛,易破溃形成糜烂及结痂。非典型表现有水疱、丘疹、脓疱、过度角化和疣状增生等。出汗、摩擦、皮肤感染等外界因素可诱发该病或加重病情。口腔较少出现损害,程度较轻,水疱尼氏征可呈阳性。

(三)组织病理

组织病理显示表皮内棘层松解,基底层上方裂隙及水疱形成,疱内可见棘层松解细胞,基底层上呈倒塌砖墙样外观。

(四)治疗

本病治疗目前尚无特效方法,保持局部干燥,避免搔抓、摩擦,注意卫生,勤洗澡有助于减轻病情。大部分局部应用激素和抗生素治疗有一定疗效,严重的患者可考虑口服泼尼松,每天 20～40 mg,能有效控制病损的扩展。其他药物如氨苯砜与泼尼松、雷公藤与抗生素联合应用能有效地控制病情。

(五)预后

预后较好。有学者分析了 27 例病史超过 20 年的患者,其中病情逐渐改善、无变化、逐渐加重的例数分别为 17 例、7 例和 3 例。

三、大疱性类天疱疮

大疱性类天疱疮是一种好发于老年人的大疱性皮肤黏膜病,临床以躯干、四肢出现张力性大疱为特点。常见于 60 岁以上老年人,女性略多于男性。预后一般较好。

(一)病因

目前多认为是一种自身免疫性疾病。取患者大疱周围的皮肤做直接免疫荧光检查,在表皮基膜可见连续细带状免疫荧光沉积,有免疫球蛋白 G(IgG),部分为免疫球蛋白 M(IgM),少量为免疫球蛋白 A(IgA)、免疫球蛋白 D(IgD)、免疫球蛋白 E(IgE)。约 1/4 患者有补体 C_3 沉积。引起基膜带损伤的主要是 IgG,它能激活补体。血清间接免疫荧光检查显示患者血清中有抗基膜自身抗体存在,约 70％IgG 为阳性。近年来对大疱性类天疱疮抗原研究显示,大疱性类天疱疮存在两个分子量不同的抗原,即 $BPAg_1$ 和 $BPAg_2$。$BPAg_1$ 的分子量为 $230×10^3$,它位于基底细胞内,是构成半桥粒致密斑桥粒斑蛋白的主要成分。$BPAg_1$ 基因位于染色体 6Pterql5,基因组序列约为 20 kb。$BPAg_2$ 分子量为 $180×10^3$,是一个跨膜蛋白,具有典型胶原纤维结构。$BPAg_2$ 基因位于染色体 10q14.3,基因组序列约为 21 kb。

(二)临床表现

该病好发于老年人，发病缓慢，病程较长，口腔损害较少。据报道 13%～33% 有口腔黏膜损害。损害较类天疱疮轻，疱小且数量少，呈粟粒样，较坚实不易破裂。尼氏征阴性。无周缘扩展现象，糜烂面易愈合。除水疱和糜烂外，常有剥脱性牙龈炎损害，边缘龈、附着龈呈深红色红斑，表面有薄的白膜剥脱，严重时可并发出血。病程迁延、反复发作。皮肤损害开始可有瘙痒，继之红斑发疱，疱大小不等，大疱达 1～2 cm，疱丰满含透明液体，不易破裂，病损可局限或广泛发病，可发生于身体各部位，胸、腹、四肢较多见。尼氏征阴性。一般无明显全身症状。严重者伴发热、乏力、食欲缺乏等症状。病损愈合后，可留有色素沉着。

(三)病理表现

口腔损害特点为上皮下疱，无棘层松解。结缔组织中有淋巴细胞、浆细胞、组织细胞和散在多形核白细胞浸润。直接免疫荧光检查，在基膜处有免疫荧光抗体沉积。

(四)诊断与鉴别诊断

1.诊断

本病病程缓慢，口腔黏膜损害较少见，且不严重。黏膜水疱较小且不易破裂，疱壁不易揭去，无周缘扩展现象，尼氏征阴性，破溃后较易愈合。皮肤水疱较大而丰满，伴有瘙痒。多发生于老年人，但幼儿也可见。病程迁延反复，预后较好。

2.鉴别诊断

(1)天疱疮：见良性黏膜类天疱疮鉴别诊断。

(2)良性黏膜类天疱疮：口腔黏膜发生水疱、充血、糜烂等损害，以牙龈部位最多见，波及边缘龈和附着龈，类似剥脱性牙龈炎。口腔损害较天疱疮为轻。软腭、悬雍垂、咽腭弓等处黏膜破溃可形成粘连。眼结膜损害较为多见，可形成睑球粘连、睑缘粘连。约 1/3 患者可有皮肤损害。组织病理为上皮下疱，无棘层松解现象。

(3)大疱性表皮松解症：为先天性遗传性疾病，水疱多发生于皮肤、黏膜等易受摩擦的部位。口腔黏膜、颊、腭、舌等部位可发生水疱和糜烂，因摩擦创伤而发生。

(4)多形性红斑：口腔和皮肤损害常见水疱或大疱发生，唇部病损较为多见，颊、舌、口底也可见到，但很少累及牙龈。病理检查上皮表层多有变性改变，棘细胞层可见液化、坏死,但无棘层松解。并多呈急性发作,以中青年多见。

(五)治疗

本病对类固醇皮质激素治疗反应较好。开始时多用较大剂量泼尼松以控制病情,每天 30~60 mg,多数患者病情能够缓解。亦可采用短时间氢化可的松静脉滴注,每天 100~300 mg。

有报道用免疫抑制剂、细胞毒药物治疗本病有一定效果。一般多在泼尼松治疗后,待病情缓解,开始合用硫唑嘌呤或单独用硫唑嘌呤,每天 150 mg,逐步减至每天 50 mg,直至最后停药。亦有泼尼松与环磷酰胺合用的报道。

(六)中医辨证

中医辨证论治基本与天疱疮相同。

四、副肿瘤性天疱疮

副肿瘤性天疱疮 1990 年由 Anhalt 首先报道,是一种特殊类型的天疱疮。它与肿瘤伴发,认为是一种独立性疾病。无论在临床上、病理上,都有其特殊表现。

(一)病因

目前认为副肿瘤性天疱疮属自身免疫性大疱病。在肿瘤发生时,机体的免疫功能出现异常,从而诱发机体的自身免疫反应。目前已证实副肿瘤性天疱疮有多种抗原物质,其中之一为桥粒斑蛋白。

(二)临床表现

1.口腔病损

约 90% 的副肿瘤性天疱疮患者有口腔病损,并可为本病的唯一表现。首发的疱性病损较少见,45% 的患者仅表现为口腔广泛糜烂、溃疡,炎性充血,大量渗出物。累及颊、舌、腭、龈等多个部位。疼痛明显,影响进食。此外,副肿瘤性天疱疮患者口腔可具有多种不同的临床表现,如扁平苔藓样病损、多形红斑样、移植物抗宿主样反应等。顽固性口腔炎为其最常见的临床特征。

2.皮肤损害呈多样性

在四肢的屈侧面和躯干部可出现泛发的紫红色斑丘疹、掌趾大片状紫红斑。此外,在四肢远端可见多形红斑样皮损,在红斑基础上出现水疱或大疱。尼氏征可呈阳性。伴有不同程度的瘙痒。

3.其他黏膜

眼结膜糜烂、眼周皮肤红斑、外阴部糜烂。此外,患者食管、气管也可糜烂。

4.合并有良性或恶性肿瘤

与副肿瘤性天疱疮有关的肿瘤依次为非霍奇金淋巴瘤、慢性淋巴细胞白血病、Castlcman 病、胸腺瘤、分化不良的肉瘤、Waldenstrom 巨球蛋白血症、炎性纤维肉瘤、支气管鳞状细胞癌等。如为良性肿瘤,将肿瘤切除后 6～18 个月,黏膜皮肤病损可完全消退;若为恶性肿瘤,皮肤黏膜病损呈进行性加重,预后不良。

(三)病理

组织病理上同时具有天疱疮及扁平苔藓的特点。可见松解的棘细胞,表皮内可见坏死性角质形成细胞,为本病的组织病理特点之一。真皮浅层(或固有层)有致密的淋巴细胞及组织细胞浸润。

(四)免疫病理

(1)直接免疫荧光显示棘细胞间有 IgG 沉积。

(2)间接免疫荧光显示患者血清中存有 IgG 自身抗体。

(3)副肿瘤性天疱疮患者血清抗体与膀胱上皮结合最强,此外还可与呼吸道、小肠及大肠、甲状腺上皮和肾脏、膀胱及肌肉(平滑肌和横纹肌)等多种上皮结合。以大鼠膀胱为底物行间接免疫荧光检查呈强阳性。

(五)诊断

(1)疼痛性黏膜糜烂和多形性皮损。

(2)组织病理显示表皮内棘层松解、角质形成细胞坏死等。

(3)直接免疫荧光检查显示 IgG 或补体表皮细胞间沉积或补体沉积于基膜带。

(4)间接免疫荧光检查显示皮肤或黏膜上皮细胞间阳性染色,尚可结合于移行上皮。

(5)免疫印迹检查显示患者血清能结合表皮抗原。

(6)发现相伴的良性或恶性肿瘤。

免疫病理学检查对于副肿瘤性天疱疮的诊断具有重要意义。副肿瘤性天疱疮患者血清抗体与膀胱上皮结合最强,此外还可与呼吸道、小肠及大肠、甲状腺上皮和肾脏、膀胱及肌肉(平滑肌和横纹肌)等多种上皮结合。以大鼠膀胱为底物行间接免疫荧光检查可作为副肿瘤性天疱疮的过筛试验,且可通过滴度的改变监测病情的变化。对怀疑为副肿瘤性天疱疮的患者应做全身体检,如胸部 X 线检查、B 超检查或全身计算机体层显像(CT)以寻找相伴的肿瘤。

(六)治疗

首先应积极治疗原发的肿瘤,或手术切除,或行放射治疗、化学治疗。皮肤黏膜损害视病情轻重,可给予类固醇皮质激素,一般起始量为 40～60 mg/d。

五、良性黏膜类天疱疮

良性黏膜类天疱疮是类天疱疮中较常见的一型。以水疱为主要临床表现,口腔与眼结膜等体窍黏膜损害多见。口腔可先于其他部位发生,牙龈为好发部位。严重的眼部损害可影响视力,甚至造成失明。中年或中年以上发病率较高,女性多于男性。

(一)病因

一般认为本病为自身免疫性疾病,用直接免疫荧光法检查患者的组织,在基膜区有带状的 IgG 和(或)补体 C_3 沉积所致的荧光。间接免疫荧光法检测患者血清发现有低滴度的自身抗体存在。近年来对良性黏膜类天疱疮抗原的研究显示,其位于基底细胞外半桥粒的下方,致密斑与透明斑的交界处,为一个由二硫键连接的多肽,分子量为 $(165～200)×10^3$。

(二)临床表现

主要侵犯口腔黏膜及眼结膜。发病缓慢,病情迁延。口腔黏膜多首先受累,并可长期局限于口腔。2/3 的患者有眼损害,受侵严重者,可导致瘢痕粘连,甚至致盲。皮肤损害较少见。口腔黏膜主要表现为类似剥脱性牙龈炎样损害,牙龈为好发部位。局部充血、发红、水肿,形成 2～6 mm 的大疱或小疱,与寻常天疱疮不同,疱壁较厚,色灰白,触之有韧性感,不易破裂。其次是疱破溃后无周缘扩展现象,疱壁不易揭起,尼氏征阴性。疱多在红斑基础上发生,疱破裂后形成与疱大小相同的红色糜烂面。如继发感染,则形成溃疡基底有黄色假膜的化脓性炎症。疼痛较轻,多不影响进食。疱破溃后糜烂面愈合约需两周左右,愈合后常发生瘢痕粘连。严重的病例可在软腭、扁桃体、悬雍垂、舌腭弓、咽腭弓等处造成黏膜粘连、瘢痕畸形。眼部病变可和口腔黏膜损害一起出现。病变开始时较为隐匿,早期可为单侧或双侧的反复性结膜炎,患者自觉有灼热感、异物感。伴有水疱发生,而无破溃。后结膜发生水肿,在睑球结膜之间出现纤维粘连。也可在眼睑边缘相互粘连,可导致睑裂狭窄或睑裂消失,甚至睑内翻、倒睫以致角膜受损、角膜翳斑而影响视力。眼部水疱病损可发生糜烂或溃疡,但较少见。随着病情发展,角膜血管受阻,并被不透明肉芽组织和增殖结缔组织遮盖而使视力丧失。泪管阻塞,泪腺分泌减少。其他孔窍,如鼻咽部黏膜、食管黏膜,以及肛门、尿道、阴道等处黏膜也可发生糜烂炎症。皮肤病损较少见,少数患者皮肤可出现红斑水疱,疱壁厚而不易破裂。破后呈溃疡面,以后结痂愈合,但愈合时间较长,可遗留瘢痕和色素沉着。

(三)病理

1.组织病理

组织病理为上皮下疱,基底细胞变性,致使上皮全层剥离。结缔组织胶原纤维水肿,有大量淋巴细胞、浆细胞及中性粒细胞浸润。

2.细胞病理

直接免疫荧光法检查显示在基膜区荧光抗体阳性,呈翠绿色的基膜荧光带。

(四)诊断与鉴别诊断

1.诊断依据

口腔黏膜反复发生充血、水疱及上皮剥脱糜烂,牙龈为好发部位。疱壁较厚而不易揭去,尼氏征阴性。损害愈合后,常发生瘢痕粘连。眼可发生睑球粘连,皮肤病损较少见。组织病理检查无棘细胞层松解,有上皮下疱。直接免疫荧光检查显示在基膜处可见免疫球蛋白抗体。

2.鉴别诊断

(1)天疱疮:早期常在口腔黏膜出现疱性损害,病损发生广泛。疱破后有红色创面而难愈合,疱壁易揭起,有周缘扩展现象,尼氏征阳性。组织病理检查有棘层细胞松解,有上皮下疱。细胞学涂片检查可见棘层松解细胞,即天疱疮细胞。免疫荧光检查可见抗细胞间抗体阳性,呈鱼网状翠绿色的荧光带。

(2)扁平苔藓:有疱性损害或糜烂型扁平苔藓,尤其是发生于牙龈部位的扁平苔藓,与良性黏膜类天疱疮相似。应仔细观察有无扁平苔藓病损的灰白色角化斑纹。必要时应借助组织病理检查。扁平苔藓上皮基底层液化变性,胞核液化,细胞水肿,基膜结构改变。而良性黏膜类天疱疮为上皮下疱,上皮本身完好,基底层通常完整,变性较少。扁平苔藓有时在固有层可见嗜酸染色小体(胶样小体)。

(3)大疱性类天疱疮:是少见的慢性皮肤黏膜疱性疾病,病程较长。口腔黏膜损害约占1/3病例,疱小而少,不易破溃,症状轻,多不影响进食。尼氏征阴性。本病多发生于老人,皮肤出现大、小水疱,不易破裂,预后留有色素沉着。常伴有瘙痒症状。预后较好,可自行缓解。

(五)治疗

本病无特效疗法,主要采取支持治疗,保持口腔、眼等部位清洁,防止继发感染和并发症。对于病情严重患者,全身应用类固醇皮质激素治疗有时能收到效果。但病损只限于口腔黏膜时,则应避免全身使用肾上腺皮质激素,因长期大量应用会对全身造成不良影响,并且效果也常不理想。因此常以局部应用为主,如泼尼松龙、曲安奈德、倍他米松、地塞米松等局部注射或外用。局部也可涂养阴生肌散、溃疡散等。同时应用 0.12％氯己定溶液、0.1％依沙吖啶溶液含漱,以保持口腔卫生和减少炎症。

(六)中医辨证

中医辨证本病为肝肾阴虚、湿热内蕴。治宜滋补肝肾,清热祛湿,健脾解毒。方药如杞菊地黄汤、五苓散、二妙丸等加减。

第六节 口腔黏膜斑纹类疾病

一、口腔白斑病

(一)病因

不完全明了,可能与吸烟、白色念珠菌感染、缺铁性贫血、维生素 B_{12} 和叶酸缺乏有关。

(二)诊断要点

1.发病特点

(1)口腔黏膜上出现白色角化斑块。

(2)中年以上男性吸烟者易发病。

2.损害特征

(1)斑块状:为白色或灰白色的较硬的均质斑块,表面粗糙稍隆起。

(2)皱纸状:多见于口底或舌腹,表面高低起伏似白色皱纹样,基底柔软,粗糙感明显。

(3)颗粒状:充血的黏膜上有散在分布的乳白色颗粒,高出黏膜面。

(4)疣状:白色斑块或乳白色颗粒上有溃疡或糜烂,触诊微硬,破溃后发生疼痛。

(5)组织学检查:见上皮单纯性或异常增生。

(三)治疗

(1)0.3%维A酸软膏局部涂布。

(2)维生素A 5万单位,口服,每天3次。维生素E 10～100 mg,口服,每天3次。必要时服用制霉菌素。

(3)手术:重度上皮异常增生,保守治疗3个月无好转者,应施行手术切除。

(四)护理与预防

(1)保持口腔清洁卫生。

(2)去除刺激因素,戒烟。

(3)术后定期随访观察。

二、口腔扁平苔藓

本病是一种皮肤黏膜慢性表浅性非感染性炎症疾病,临床多见。可在口腔黏膜或皮肤单独发生,也可同时患病。

(一)病因

病因尚不明确,可能与精神神经功能失调、内分泌变化、免疫功能异常、局部不良刺激,以及感染、微量元素缺乏等有关。

(二)诊断要点

(1)多见于中年以上的妇女。

(2)口腔黏膜任何部位均可发生,但以颊黏膜多见,亦可见于舌、牙龈、上腭、口底黏膜等处。

(3)病损是由白色小丘疹组成的线纹,并互相交织成线条状、网状、环状、斑块状等,多呈对称性。

(4)周围黏膜正常或见充血、糜烂、水疱等,一般无自觉症状,若有糜烂,则感灼痛。发生在舌背处,病损多表现为白色斑块状,表面光滑;牙龈可见附着龈水肿、充血,上皮剥脱。

(5)活体组织检查可见扁平苔藓组织。

(三)鉴别诊断

应注意与白斑、盘状红斑狼疮鉴别。

(四)治疗

1.全身治疗

(1)维生素:B族维生素、维生素E、谷维素等。

(2)免疫调节剂：①左旋咪唑 50 mg，口服，每天 3 次。每周服 3 天，两个月为 1 个疗程，应用时注意粒细胞及肝功能的检查。②转移因子 2 mL，皮下注射，每天 1 次，20 次 1 个疗程。③磷酸氯喹 0.25～0.5 g，每天1 次，2～4 周 1 个疗程。

2.局部治疗

(1)清洁口腔：用 0.1％依沙吖啶、0.05％氯己定液含漱。

(2)局部用地塞米松 2 mg 或 5 mg，或泼尼松龙混悬液 25 mg/mL 或 15 mg/mL，加 2％普鲁卡因溶液 1～2 mL 行基底封闭，3～7 天 1 次，有助于溃疡愈合。

(五)护理与预防

(1)注意口腔卫生。

(2)忌烟、酒、辛辣等刺激之物。

(3)去除口内不良刺激。

三、盘状红斑狼疮

本病属非特异性结缔组织疾病，以头面部皮肤、口腔黏膜红斑病损为主，可伴其他症状。

(一)病因

病因不十分清楚，一般认为与感染、过度的日光照射、遗传因素、自身免疫、精神创伤等因素有关。

(二)诊断要点

(1)病程较长，青年女性多见。

(2)病损多见于下唇唇红部。早期为暗红色丘疹或斑块，界限清楚。病情发展，损害扩大，呈桃红色，向唇周皮肤蔓延。唇红部损害最易发生糜烂，常有黑色结痂或灰褐色脓痂覆盖，周围可有色素沉着或脱色。

(3)口腔内侧黏膜损害好发于颊、舌、腭等部位，糜烂基底柔软，边缘为白色围线。

(4)发生在颧部或鼻旁蝶形损害，多为对称性，呈棕黄色或桃红色丘疹与红斑，表面粗糙，上覆角质栓或鳞屑。

(5)活体组织检查、直接免疫荧光检查有助于诊断。

(三)鉴别诊断

注意与多形性红斑、天疱疮相区别。天疱疮者病损局限于口腔黏膜，发病较广泛，疱性损害，活体组织检查可帮助鉴别。

(四)治疗

1.局部治疗

应用激素软膏外涂,如氟轻松、地塞米松、氢化可的松等软膏。也可于病损基底处注射地塞米松2 mL或泼尼松龙混悬液。每周1次。

2.全身治疗

常用磷酸氯喹,开始剂量每次 0.125～0.25 g,口服,每天 2 次。1 周后改为每天 1 次,可连服4～6周。症状明显好转后,逐渐减至最小维持量,每周 0.25～0.5 g 以控制病情。治疗期间定期复查血常规,白细胞计数低于 4×10^9/L 时应予以停药。如病损较广泛且其他治疗无效时,可考虑使用小剂量肾上腺皮质激素,如泼尼松每天 15～20 mg。

(五)护理与预防

(1)应向患者解释本病属良性过程,预后与系统性红斑狼疮不同,以减少其精神负担和心理压力。

(2)注意避免各种诱发因素,避免日光直接照射。

(3)饮食宜清淡。

四、口腔红斑

(一)概述

口腔红斑是指口腔黏膜上出现的鲜红色天鹅绒样改变,是癌前病变。

1.病因

口腔红斑病因不明。

2.临床表现

(1)均质型:病变较软,鲜红色,表面光滑,无颗粒。表层无角化,红色光亮,状似"无皮"。损害平伏或微隆起,边缘清楚,范围常为黄豆或蚕豆大。红斑区内也可包含外观正常的黏膜。

(2)间杂型:红斑的基底上有散在的白色斑点,红白相间,类似扁平苔藓。

(3)颗粒型:在天鹅绒样区域内或外周可见散在的点状或斑块状白色角化区,稍高于黏膜表面,有颗粒样微小结节,似桑葚状或似颗粒肉芽状表面,微小结节为红色或白色。这一型往往是原位癌或早期鳞癌。

3.诊断

组织病理学检查即可确诊。

（二）治疗

一旦确诊,应立即做根治术。

五、口腔黏膜下纤维化

（一）概述

口腔黏膜下纤维化是一种慢性进行性疾病。

1.病因

病因不明,可能与下列因素有关:①咀嚼槟榔。②食用辣椒。③维生素缺乏、免疫力低下。

2.临床表现

有灼痛,疼痛,舌、唇麻木,口干等自觉症状。严重时张口受限、吞咽困难。初为起小水疱→溃疡→形成瘢痕。①软腭苍白或有白色斑块,呈条索状,软腭缩短。②两颊黏膜灰白色,形成斑块状。③舌背及舌缘苍白,舌前伸受限,舌光滑。④唇黏膜苍白,扪及纤维条索。

3.诊断

根据生活史及口腔黏膜发白、条索状瘢痕等特征进行诊断。

（二）治疗

1.维A酸

有13-顺式维A酸、芳香维A酸类药物等可使用,以减轻症状。

2.手术

切断纤维条索,创面植皮,适用于严重张口受限者。

3.免疫制剂

雷公藤总苷片10 mg,每天3次,口服。

4.维生素E

维生素E 100 mg,每天2次,口服。

5.中药

活血化瘀,主药用当归、丹参、红花、川芎、赤芍药等。

6.去除致病因素

戒除嚼槟榔习惯,避免食用辛辣食物。

六、口腔白色角化病

（一）概述

1.病因

黏膜长期受到明显的机械性或化学性刺激。

2.临床表现

灰白色、浅白色或乳白色、边界不清的斑块。可发生于口腔黏膜任何部位，以唇、颊、舌多见。病损不高于黏膜，柔软而无任何症状。烟碱性口炎，上腭因吸烟呈灰白色或浅白色损害，其间有腭腺开口而呈小红点状。

3.诊断与鉴别诊断

去除刺激因素后病变消失，病理变化为上皮过度角化或部分不完全角化。应与白色水肿、颊白线、灼伤鉴别。

（二）治疗

主要去除局部刺激因素，角化严重者局部可用维 A 酸涂布。

第六章

颌面部感染

第一节 感染性颌骨骨髓炎

一、病因

(一)牙源性感染

牙源性感染临床上最多见,约占这类骨髓炎的 90%,常见在机体抵抗力下降和细菌毒力强时,由急性根尖周炎、牙周炎、智齿冠周炎等牙源性感染直接扩散引起。

(二)损伤性感染

因口腔颌面部皮肤和黏膜的损伤,与口内相通的开放性颌骨粉碎性骨折或火器伤伴异物残留均有利于细菌侵入颌骨内,引起损伤性颌骨骨髓炎。

(三)血源性感染

该类感染多见于儿童,感染经血扩散至颌骨发生的骨髓炎,一般有颌面部或全身其他部位的化脓性病变或败血症病史,但有时也可无明显全身病史。

二、临床表现

临床上可见 4 种类型的颌骨骨髓炎症状:急性化脓性、由急性转为慢性、起始即为慢性、非化脓性。下颌骨急性骨髓炎早期通常有下列 4 个特点:①深部剧烈疼痛。②间歇性高热。③颏神经分布区感觉异常或麻木。④有明显病因。

在开始阶段,牙齿不松动,肿胀也不明显,皮肤无瘘管形成,是真正的骨髓内的骨髓炎。积极的抗生素治疗在此阶段可防止炎症扩散至骨膜。化验检查仅有白细胞计数轻度增多,X线检查基本正常。由于此时很难取得标本培养及做药物敏感试验,可根据经验选择抗生素。

发病后10~14天,患区牙齿开始松动,叩痛,脓自龈沟向外排出或自形成的黏膜、皮肤瘘管排出。口腔常有臭味。颊部可有蜂窝织炎或有脓肿形成,颏神经分布区感觉异常。不一定有张口困难,但区域淋巴结有肿大及压痛,患者多有脱水现象。急性期如治疗效果欠佳,则转为慢性。临床可见瘘形成、软组织硬结、压痛。如起始即为慢性,则发病隐匿,仅有轻微疼痛,下颌稍肿大,逐渐有死骨形成,常无瘘管形成。

三、诊断

详细询问发病经过及治疗情况,注意与牙齿的关系,查明病牙。有无积脓波动感,可疑时可做穿刺证实。脓液做细菌培养和抗生素敏感度测定。有无瘘管,用探针等器械探查有无死骨及死骨分离。X线检查,慢性期查明骨质破坏情况,有无死骨形成。

四、治疗

(一)急性颌骨骨髓炎的治疗

在炎症初期,应采取积极有效的治疗,控制感染的发展。如延误治疗,则常形成广泛的死骨,造成颌骨骨质缺损。治疗原则与一般急性炎症相同,但急性化脓性颌骨骨髓炎一般来势迅猛,病情重,并常有引起血行感染的可能。因此,在治疗过程中,应首先注意全身支持及药物治疗,同时应配合必要的外科手术治疗。

1.药物治疗

颌骨骨髓炎的急性期,尤其是中央性颌骨骨髓炎,应根据临床反应、细菌培养及药物敏感试验的结果,给予足量、有效的抗生素,以控制炎症的发展,同时注意全身必要的支持治疗。在急性炎症初期,物理治疗可有一定效果。

2.外科治疗

目的是引流排脓及去除病灶。急性中央性颌骨骨髓炎,一旦判定骨髓腔内有化脓性病灶时,应及早拔除病灶牙及相邻的松动牙,使脓液从拔牙窝内排出,既可以防止脓液向骨髓腔内扩散、加重病情,又能通过减压缓解剧烈的疼痛。如经拔牙未能达到引流目的,症状也不减轻时,则应考虑凿去部分骨外板,以达到敞开髓腔、充分排脓、迅速解除疼痛的效果。如果颌骨内炎症自行穿破骨板,形成骨膜下脓肿或颌周间隙蜂窝织炎时,单纯拔牙引流已无效,此时可根据脓肿的部位从低位切开引流。

(二)慢性颌骨骨髓炎的治疗

颌骨骨髓炎进入慢性期有死骨形成时,必须手术去除死骨病灶后方能痊愈。慢性中央性颌骨骨髓炎,病变常广泛并形成较大死骨块,可能一侧颌骨或全下颌骨均变成死骨。病灶清除应以摘除死骨为主,如死骨完全分离,则手术较易进行。慢性边缘性颌骨骨髓炎,受累区骨质变软,仅有散在的浅表性死骨形成,故常用刮除方法去除。但感染侵入松质骨时,骨外板可呈腔洞状损害,有的呈单独病灶,有的呈数个病灶相互连通,病灶腔洞内充满着大量炎性肉芽组织,此时手术应以刮除病理性肉芽组织为主。

第二节　智齿冠周炎

一、病因

阻生智齿及智齿在萌出过程中,牙冠可部分或全部被龈瓣覆盖,龈瓣与牙冠之间形成较深的盲袋,食物及细菌极易嵌塞于盲袋内;加上冠部牙龈常因咀嚼食物而损伤,形成溃疡。当全身抵抗力下降、局部细菌毒性增强时,可引起冠周炎的急性发作。

二、临床表现

(一)慢性冠周炎

慢性冠周炎因症状轻微,患者就诊数不多。盲袋虽有食物残渣积存及细菌滋生,但引流通畅,若无全身性因素、咬伤等影响,常不出现急性发作。在急性发作时,症状即与急性冠周炎相同。慢性者如反复发作,症状可逐渐加重,故应早期拔除阻生牙,以防止发生严重炎症及扩散。

(二)急性局限型冠周炎

阻生牙牙冠上覆盖的龈瓣红肿、压痛。挤压龈瓣时,常有食物残渣或脓性物溢出。龈瓣表面常可见到咬痕。反复发作者,龈瓣可有增生。

(三)急性扩展型冠周炎

局部症状同上,但更严重、明显。有颊部肿胀、张口困难及咽下疼痛。

Winter 认为,由于龈瓣中含有颊肌及咽上缩肌纤维,可导致张口困难及吞咽疼痛。Kay 认为,张口困难的原因可能是:①因局部疼痛而不愿张口。②由于炎症致使嚼肌组织张力增大,上颌牙尖在咬合时直接刺激磨牙后区的颞肌腱,引起反射性痉挛。③由于炎症时组织水肿的机械阻力使张口受限。耿温琦认为,如果炎症向磨牙后区扩散,可侵犯颞肌腱或翼内肌前缘,引起张口困难。

阻生的下颌第 3 磨牙多位于升支的前内侧,在升支前下缘与牙之间形成一骨性颊沟,其前下方即为外斜嵴,有颊肌附着。炎症常可沿此向前下方扩散,形成前颊部肿胀(以第 1 磨牙、第 2 磨牙为中心)。扩散型冠周炎多有明显的全身症状,包括全身不适、畏寒、发热、头痛、食欲减退、便秘,还可有白细胞计数增多及体温升高。颌下及颈上淋巴结肿大、压痛。

(四)扩散途径及并发症

炎症可直接蔓延或经淋巴道扩散。由于炎症中心位于几个间隙的交界处,可引起多个间隙感染。一般先向磨牙后区扩散,再从该处向各间隙扩散。最易向嚼肌下间隙、翼颌间隙、颌下间隙扩散;其次是向咽旁间隙、颊间隙、颞间隙、舌下间隙扩散。严重者可沿血液循环引起全身其他部位的化脓性感染,甚至发生败血症等。磨牙后区的炎症(骨膜炎、骨膜下脓肿)可从嚼肌前缘与颊肌后缘之间的薄弱处向前方扩散,引起颊间隙感染。嚼肌下间隙的感染可发生于沿淋巴道扩散或直接蔓延。嚼肌内侧面无筋膜覆盖,感染与嚼肌直接接触,引起严重肌痉挛,发生深度张口困难。嚼肌下间隙感染如未及时治疗或成为慢性,可引起下颌升支的边缘性骨炎。炎症向升支内侧扩散,可引起翼颌间隙感染,亦产生严重的张口困难,但程度不及嚼肌下感染引起者。炎症向内侧扩散,可引起咽旁间隙感染或扁桃体周围感染。炎症如向下扩散,可形成颌下间隙或舌下间隙感染。炎症如沿舌侧向后,可形成咽峡前间隙感染。

三、诊断

多发生于青年人,尤其以 18～30 岁多见。有全身诱发因素或反复发作史,重者有发热、周身不适、血中白细胞计数增多。第 3 磨牙萌出不全,冠周软组织红、肿痛,盲袋溢脓或有分泌物,具有不同程度的张口受限或吞咽困难,面颊部肿胀,患侧颌下淋巴结肿痛。慢性者可有龈瘘或面颊瘘,X 线检查见下颌骨外侧骨膜增厚,有牙周骨质的炎性阴影。下颌智齿冠周炎合并面颊瘘或下颌第 1 磨牙颊侧瘘时,易误诊为下颌第 1 磨牙的炎症。此外不可将下颌第 2 磨牙远中颈部龋引起的牙髓炎误诊为冠周炎。

四、治疗

对于慢性冠周炎,应及时拔除阻生牙,不可姑息迁延。因反复多次发作,多变为急性扩展型而带来更多痛苦。对急性冠周炎,应根据患者的身体情况、炎症情况、牙位情况、医师的经验进行适当治疗。

(一)保守疗法

1.盲袋冲洗、涂药

可用2%的过氧化氢或温热生理盐水,并最好用一弯针头(可将尖部磨去,使之圆钝)深入至盲袋底部,彻底冲洗盲袋。仅在盲袋浅部冲洗则作用甚小。冲洗后用碘甘油或50%的三氯醋酸涂布,这两者有烧灼性,效果较好。涂药时用探针或弯镊导入盲袋底部。

2.温热液含漱

温热液含漱能改善局部血液循环,缓解肌肉痉挛,促使炎症消散,使患者感到舒适。用盐水或普通水均可,温度应稍高,每1~2小时含漱1次,每次含4~5分钟。含漱时头应稍向后仰并偏患侧,使液体作用于患区。但在急性炎症扩散期时,不宜用温热液含漱。

3.抗生素

根据细菌学研究,细菌以甲型溶血性链球菌为主,此菌对青霉素高度敏感,但使用24小时后即可能产生抗药性。故使用青霉素时,初次剂量应较大。由于厌氧菌在感染中亦起重要作用,故在严重感染时,应考虑使用克林霉素,亦可考虑青霉素类药物与硝基咪唑类药物(甲硝唑或替硝唑)同时应用。

4.中药、针刺治疗

可根据辨证施治原则用药。亦可用成药,如牛黄解毒丸等。面颊部有炎性浸润但未形成脓肿时,可外敷如意金黄散,有安抚、止痛、消炎的作用。针刺合谷、下关、颊车等穴位有助于止痛、消炎。

5.支持治疗

因常有上呼吸道感染、疲劳、失眠、精神抑郁等诱因,故应重视全身支持治疗,如适当休息、注意饮食、增加营养等。应注意口腔卫生。应视情况给予镇痛药、镇静药等。

(二)盲袋切开

如阻生牙牙冠已大部分露出,则无须切开盲袋,只做彻底冲洗上药即可,因此种盲袋多能通畅引流,保守疗法即可治愈冠周炎症。

如盲袋引流不畅,则必须切开盲袋。在牙冠露出不多或完全未露出、盲袋紧裹牙冠、疼痛严重或有跳痛时,盲袋多引流不畅,切开盲袋再彻底冲洗上药,能迅速消炎止痛并有利于防止炎症扩散。

切开盲袋时应充分麻醉。可将麻醉药缓慢注入磨牙后三角区深部及颊舌侧黏膜下。用尖刀片(11 号刀片)从近中颊侧起,刀刃向上、向后,将盲袋挑开。同时应将盲袋底部的残余牙囊组织切开,使盲袋彻底松弛、减压。但勿剥离冠周的黏骨膜,以免引起颊部肿胀。然后用前法彻底冲洗盲袋后上药。

(三)拔牙

如临床及 X 线检查发现为下颌第 3 磨牙阻生,不能正常萌出,应及早拔除阻生牙,可预防冠周炎发生。如已发生冠周炎,何时拔除阻生牙,意见不一,特别是在急性期时。不少学者主张应待急性期消退后再拔牙,认为急性期拔牙有引起炎症扩散的可能。

近年来,主张在急性期拔牙者颇多,认为此法可迅速消炎、止痛,如适应证选择得当,拔牙可顺利进行,效果良好,不会使炎症扩散。如冠周炎为急性局限型,根据临床及 X 线检查进行判断,阻生牙可用简单方法顺利拔除时,应为拔牙的适应证。如为急性扩散型冠周炎,或判断拔除困难(需翻瓣、去骨等),或患者全身情况差,或操作医师本身的经验不足,则应待急性期后拔牙。

急性期拔牙时,如患者张口困难,可采用高位翼下颌阻滞麻醉,同时在磨牙后稍上方用局麻药行颞肌肌腱处封闭,并在翼内肌前缘处封闭,可增加开口度。拔牙时如有断根,可不必取出,留待急性期过后再取出。很小的断根可不必挖取。总之,创伤越小越好。急性期拔牙时,应在术前、术后应用抗生素,术后严密观察。

(四)龈瓣切除

如牙位正常,与对颌牙可形成正常𬌗关系,𬌗面仅为龈瓣覆盖,则可行龈瓣切除。龈瓣切除后,应暴露牙的远中面。但阻生牙因萌出间隙不足,很难露出冠部的远中面,故龈瓣切除术的适应证很少。最好用圈形电灼器切除,此法简便、易操作、出血少,且同时封闭了血管及淋巴管,有利于防止炎症扩散。用刀切除时,宜用小圆刀片,尽量切除远中及颊舌侧,将牙冠全部暴露。远中部可缝合1～2针。

(五)拔除上颌第 3 磨牙

如下颌阻生牙龈瓣对颌牙有创伤(多可见到牙咬痕),同时上颌第 3 磨牙也无保留价值(或有错位,或已下垂等),应在治疗冠周炎时同时拔除。但如上颌第3磨牙有保留价值,可调𬌗,使之与下颌阻生牙覆盖的龈瓣脱离接触。

第三节 口腔颌面部间隙感染

口腔颌面部间隙感染是口腔、颌骨周围、颜面及颈上部肌肉、筋膜、皮下组织中的弥散性急性化脓性炎症。如感染局限,称为脓肿。其中有眶下、颊、嚼肌、翼颌、咽旁、颞下、颞、颌下、口底等间隙感染。临床表现主要为发热,食欲缺乏,局部红、肿、热、痛,张口受限或吞咽困难,白细胞计数增高,可引起脑、肺部等并发症。本病成年人发病率较高,主要为急性炎症表现,感染主要来自牙源性,少数为腺源性或血源性。口底颌面部间隙感染是口腔颌面部最严重的感染,未及时接受治疗可发生败血症、中毒性休克或窒息等严重并发症,因此,早期诊断、早期治疗是关键。

一、眶下间隙感染

(一)病因

眶下间隙位于眼眶下方上颌骨前壁与面部表情肌之间。其上界为眶下缘,下界为上颌骨牙槽突,内界为鼻侧缘,外界为颧界。间隙中有从眶下穿出的神经、血管及淋巴结。此外尚有走行于肌间的内眦动脉、面前静脉及其与眼静脉、眶下静脉、面深静脉的交通支。眶下间隙感染多来自颌尖牙及第一双尖牙或上颌切牙的根尖化脓性炎症或牙槽脓肿;此外,上颌骨前壁骨髓炎及眶下区皮肤、鼻背及上唇的感染,如疖、痈也可通过直接播散、静脉交通或淋巴引流致该间隙感染。

(二)临床表现

该间隙感染主要表现为眶下区,以尖牙窝为中心的红肿,可伴眼睑肿胀、睑裂变窄。眶下神经受累常伴有疼痛。从口腔前庭侧检查可见相当于尖牙及第一双尖牙前庭沟肿胀变平,从前庭沟向尖牙窝方向抽吸,可抽得脓液。有时可在眶下区直接扪及波动。向侧方感染可向颊间隙播散,引起颊部肿胀,向上播散可引起眶周蜂窝织炎,如引发内眦静脉、眶静脉血栓性静脉炎时,可造成海绵窦血栓

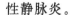

性静脉炎。

（三）诊断

有剧烈疼痛，患侧眶下面部肿胀，鼻唇沟消失。下眼睑及上唇水肿。病牙松动，有叩痛。尖牙及双尖牙前庭沟肿胀，脓肿形成时有波动感。

（四）治疗

脓肿形成后应及时做切开引流，一般在尖牙、第一双尖牙相对应的前庭沟底肿胀中心做与上牙槽突平行的切口，深度应切破尖牙窝骨膜。用盐水冲洗，必要时放置橡皮引流条。橡皮引流条应与尖牙或第一双尖牙栓结固定，以免落入尖牙窝底部。如脓肿主要位于皮下且局限时，也可在下睑下方眶下缘沿皮纹做切口。但一般原则是尽可能采用口内切开引流的方式。急性炎症减轻后应及时治疗病灶牙。

二、颊间隙感染

（一）病因

颊间隙有广义、狭义之分。广义的颊间隙是指位于颊部皮肤与颊黏膜之间的间隙。其上界为颧骨下缘；下界为下颌骨下缘；前界从颧骨下缘，经口角至下颌骨下缘的连线；后界浅面相当于嚼肌前缘；深面为颧肌及翼下颌韧带等结构。间隙内除含疏松结缔组织、脂肪组织（颊脂垫）外，尚有面神经、颊长神经、颌外动脉、面前静脉通过，以及颊淋巴结、颌上淋巴结等位于其中。狭义的颊间隙是指嚼肌与颊肌之间存在的一个狭小筋膜间隙，颊脂垫正位于其中，此间隙亦称为咬颊间隙。颊间隙借血管、脂肪结缔组织与颞下间隙、颞间隙、嚼肌间隙、翼颌间隙、眶下间隙相通。颊间隙感染可来源于上、下颌后牙的根尖感染或牙周感染，尤其是下颌第3磨牙冠周炎可直接波及此间隙，也可从邻近间隙播散而来，其次为颊及上颌淋巴结引起的腺源性感染，颊部皮肤黏膜的创伤、局部炎症也可引起该间隙感染。

（二）临床表现

面部前部肿胀、疼痛，如肿胀中心区接近皮肤或黏膜侧，可引起相应区域皮肤或黏膜的明显肿胀，引起张口受限。脓肿可扪及波动感。该间隙感染易向眶下间隙、颞下间隙、翼颌间隙及嚼肌间隙扩散，也可波及颌下间隙。

（三）诊断

有急性化脓性智齿冠周炎或上、下颌磨牙急性根尖周炎史。当脓肿发生在颊黏膜与颊肌之间时,下颌或上颌磨牙区前庭沟红肿,前庭沟变浅呈隆起状,触之剧痛,有波动感,穿刺易抽出脓液,面颊皮肤红肿相对较轻。脓肿发生在皮肤与颊肌之间,特别是颊指垫全面受到炎症累及时,则面颊皮肤红肿严重、皮肤肿胀发亮,炎性水肿扩散到颊间隙解剖周界以外,但是红肿压痛中心仍为颊肌所在的位置。局部穿刺可抽出脓液。患者发热及白细胞计数增高。

(四)治疗

脓肿接近口腔黏膜时,宜在咬合线下方前庭沟上方做平行于咬合线的切口。如脓肿接近皮肤,较局限时可直接从脓肿下方沿皮纹切开,较广泛时应从颌下1.5 cm处做平行于下颌骨下缘的切口,将止血钳从颌骨下缘外侧伸入颊部脓腔。引流条放置时宜加以固定,以免落入脓腔中。

三、颞间隙感染

(一)病因

颞间隙位于颧弓上方的颞区。借脂肪结缔组织与颞下间隙、翼下颌间隙、嚼肌间隙和颊间隙相通。主要为牙源性感染,由上颌后磨牙根尖周感染引起。其次可由嚼肌间隙、翼下颌间隙、颞下间隙、颊间隙感染扩散而来。尚可继发于化脓性中耳炎、颞骨乳突炎,还可由颞部皮肤感染直接引起。该间隙感染可通过板障血管、直接破坏颞骨或通过颞下间隙的颅底诸孔、翼腭窝侵及颅内。患者出现硬脑膜激惹、颅内压升高的症状,如呕吐、昏迷、惊厥。

(二)临床表现

颞间隙临床表现取决于是单纯颞间隙感染,还是伴有相邻多间隙的感染,因此,肿胀范围可仅局限于颞部或同时有腮腺嚼肌区、颊部、眶部、颧部等广泛肿胀。病变区表现有凹陷性水肿、压痛、咀嚼痛和不同程度的张口受限。颞浅间隙脓肿可触到波动感,颞深间隙则需借助穿刺抽出脓液方能明确。由于颞筋膜坚韧厚实,颞肌强大,疼痛十分剧烈,可伴头痛、张口严重受限。深部脓肿难以自行穿破,脓液长期积存于颞骨表面,可引起骨髓炎。颞骨鱼鳞部骨壁薄,内、外骨板间板障少,感染可直接从骨缝或通过进入脑膜的血管蔓延,导管脑膜炎、脑脓肿等并发症。感染可向颞下间隙、翼颌间隙、颊间隙、嚼肌间隙等扩散,伴多间隙感染时,则有相应间隙的症状和体征,并有严重的全身症状。

(三)诊断

有上颌第3磨牙冠周炎、根尖周炎史,以及上牙槽后神经阻滞麻醉、卵圆孔

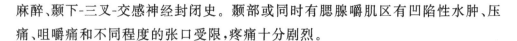

麻醉、颞下-三叉-交感神经封闭史。颞部或同时有腮腺嚼肌区有凹陷性水肿、压痛、咀嚼痛和不同程度的张口受限,疼痛十分剧烈。

(四)治疗

脓肿形成时,应根据脓肿大小及范围确定切口。颞浅间隙的脓肿可在颞肌表面做放射状切口,切口方向与颞肌纤维方向一致。勿在切开引流过程中横断颞肌,以免引起出血、感染播散。颞深间隙脓肿时,可沿颞肌附着线做弧形切口,从骨膜上翻开肌瓣彻底引流脓腔。颞间隙伴颞下间隙、翼颌间隙感染时,可另外在升支喙突内侧、上颌前庭沟后做切口,或经颌下做切口,使引流管一端经口内(或颌下)引出,另一端经口外引出建立贯通引流,加快创口愈合。颞间隙感染经久不愈者,应考虑是否发生颞骨骨髓炎,可通过 X 线检查或经伤口探查证实,如有骨质破坏吸收的影像或是骨膜粗糙不平,尽早做颞骨刮治术。

四、颞下间隙感染

(一)病因

颞下间隙位于颞骨下方。前界为上颌结节及上颌颧突后面;后界为茎突及茎突诸肌;内界为蝶骨翼突外板的外侧面;外界为下颌支上缘及颧弓;上界为蝶内大翼的颞下缘和颞下嵴;下界是翼外肌下缘平面,并与翼下凳间隙分界。该间隙中的脂肪组织、颌内动静脉、翼静脉丛、三叉神经上、下颌支的分支分别与颞、翼下颌、咽旁、颊、翼腭等间隙相通;还可借眶下裂、卵圆孔和棘孔分别与眶内、颅内相通。上颌后磨牙根尖周感染,特别是上颌第 3 磨牙冠周炎可直接引起本间隙的感染。也可从相邻的颞间隙、翼颌间隙、嚼肌下间隙染及颊间隙感染引起。深部注射麻醉药,如上牙槽后神经麻醉,圆孔、卵圆孔阻滞麻醉,颞下封闭,如消毒不严格,有可能造成该间隙感染。

(二)临床表现

首发症状是面深部疼痛及张口受限,张口向患侧偏斜。颧骨颧突后方,颧弓上方肿胀压痛,口内检查在颧牙槽嵴后方的前庭沟部分可扪及肿胀膨隆,可从此处或乙状切迹垂直穿刺抽出脓液。由于该间隙与颞间隙、翼下颌间隙并无解剖结构分隔,往往同时伴有颞间隙及翼下颌间隙感染的症状和体征。颞下间隙感染时,除直接波及颞间隙及翼颌间隙,内上可波及眼眶及翼腭窝,通过颅底孔道、翼静脉丛与颅内血管交通,引起颅内感染;向外可波及嚼肌下间隙;向前下可波及颊间隙引起感染。

（三）诊断

有上颌第 3 磨牙冠周炎、根尖周炎史，上牙槽后神经阻滞麻醉、卵圆孔麻醉、颞下-三叉-交感神经封闭史也不可忽视。颞下间隙感染早期症状常不明显；脓肿形成后也不易查出波动感。为早期诊断，应用穿刺和超声检查协助诊断。

（四）治疗

应积极应用大剂量抗生素治疗。若症状缓解不明显，经口内（上颌结节外侧）或口外（颧弓与乙状切迹之间）途径穿刺有脓时，应及时切开引流。切开引流途径可由口内或口外进行。口内在上颌结节外侧口前庭黏膜转折处切开，以血管钳沿下颌升支喙突内侧向后上分离至脓腔。口外切开多用沿下颌角下做弧形切口，切断颈阔肌后，通过下颌升支后缘与翼内骨之间进入脓腔。

五、嚼肌间隙感染

（一）病因

嚼肌间隙位于嚼肌与下颌升支外侧骨壁之间。由于嚼肌在下颌支及其角部附着宽广紧密，故潜在性嚼肌间隙存在于下颌升支上段的外侧部位。借脂肪结缔组织与颊、颞下、翼下颌、颞间隙相连。嚼肌间隙为最常见的颌面部间隙感染之一。主要来自下颌智齿冠周炎、下颌磨牙的根尖周炎和牙槽脓肿，也可因相邻间隙，如颞下间隙感染的扩散，偶有化脓性腮腺炎波及引起。

（二）临床表现

以下颌支及下颌角为中心的嚼肌区肿胀、变硬、压痛伴明显张口受限。由于嚼肌肥厚坚实，脓肿难以自行破溃，也不宜触到波动感。若炎症在 1 周以上，压痛点局限或有凹陷性水肿，经穿刺有脓液时，应积极行切开引流，否则容易形成下颌支的边缘性颌骨骨髓炎。

（三）诊断

有急性化脓性下颌智齿冠周炎史。以嚼肌为中心的急性炎性红肿、跳痛、压痛，红肿范围上方超过颧弓，下方达颌下，前到颊部，后至颌后区。深压迫有凹陷性水肿，不易扪到波动感，有严重张口受限。用粗针从红肿中心穿刺，当针尖达骨面时，回抽并缓慢退针即可抽到少许黏稠脓液。患者高烧，白细胞总数增高，中性白细胞比例增大。

（四）治疗

嚼肌间隙感染时，除全身应用抗生素外，局部可用物理治疗或外敷中药；一且脓肿形成,应及时切开引流。嚼肌间隙脓肿切开引流虽可从口内翼下颌皱襞稍外侧切开,分离进入脓腔引流,但因引流口常在脓腔的前上方,体位引流不畅,炎症不易控制,发生边缘性骨髓炎的机会也相应增加。因此,临床常用口外途径切开引流。口外切口从下颌支后缘绕过下颌角,距下颌下缘 2 cm 处切开,切口长 3~5 cm,逐层切开皮下组织,颈阔肌及嚼肌在下颌角区的部分附着,用骨膜剥离器,由骨面推起嚼肌进入脓腔,引出脓液,冲洗脓腔后填入盐水纱条引流。次日交换敷料时抽去纱条,换置橡皮管或橡皮条引流。如有边缘性骨髓炎形成,在脓液减少后应早期施行死骨刮除术,术中除重点清除骨面死骨外,不应忽略嚼肌下骨膜面附着的死骨小碎块及坏死组织,以利创口早期愈合。嚼肌间隙感染缓解或被控制后,应及早对引起感染的病牙进行治疗或拔除。

六、翼颌间隙感染

(一)病因

翼颌间隙位于翼内肌与下颌支之间,其前界为颊肌及下颌骨冠突;后界为下颌支后缘与腮腺;内侧界为翼肌及其筋膜;外侧界为下颌支的内板及颞肌内面;上界为翼外肌;下界为下颌支与翼内肌相贴近的夹缝。间隙内有舌神经、下牙槽神经、下牙槽动、静脉穿行。下牙槽神经阻滞术即将局麻药物注入此间隙内。翼颌间隙感染主要是由牙源性感染引起的,如下颌第 3 磨牙冠周炎、上下颌磨牙根尖周感染等。也可由注射麻醉药液或其他间隙感染,如颞下间隙、颊间隙、咽旁间隙、嚼肌间隙等感染的直接播散。

(二)临床表现

翼颌间隙感染时,突出症状是面深部疼痛及张口受限。可在升支后缘、下颌角下内侧、升支前缘与翼下颌韧带之间扪及组织肿胀,压痛。医源性原因引起者起病慢,症状轻微而不典型;牙源性感染引起或其他毗邻间隙感染播散引起者,则起病急骤。翼下颌间隙感染非常容易向嚼肌间隙、颊间隙、颞下及颞间隙扩散。向其他间隙扩散时,局部及全身都会出现更为严重的炎症反应与毒性反应。可从间隙内抽出脓液,或超声检查见脓液平面。

(三)诊断

有急性下颌智齿冠周炎史或急性扁桃体炎史,或有邻近的翼颌间隙、颊间隙、颌下间隙、舌下间隙感染史。面深部疼痛及张口受限,局部及全身都会出现更为严重的炎症反应与毒性反应,可从间隙内抽出脓液,或超声检查见脓液平面。

（四）治疗

可经口内途径或口外途径建立引流。口内途径是从翼下颌韧带外侧 0.5 cm 处做纵行切开，在升支前缘内侧分离直达脓腔，或从下颌角下缘下 1.5 cm 处做平行于下颌角下缘的切口，在保护面神经下颌缘支的条件下，用大弯止血钳从翼内肌下颌骨后缘间分离进入脓腔。感染病史超过两周时，应注意探查升支内侧骨板有无破坏，如有边缘性骨髓炎形成时，宜及时处理。

七、舌下间隙感染

（一）病因

舌下间隙位于舌和口底黏膜之下、下颌舌骨肌及舌骨舌肌之上。前界及两侧为下颌体的内侧面；后部止于舌根。由颏舌肌及颏舌骨肌又可将舌下间隙分为左、右两部分，二者在舌下肉阜深面相连通。舌下间隙后上与咽旁间隙、翼下颌间隙相通，后下通入颌下间隙。舌下间隙感染可能是牙源性感染引起，如下颌切牙根尖周感染可首先引起舌下肉阜间隙炎症，尖牙、双尖牙及第 1 磨牙根尖周感染可引起颌舌沟间隙炎症，牙源性感染尚可通过淋巴及静脉交通途径引起该间隙的炎症。创伤、异物刺入、颌下腺导管化脓性炎症、舌下腺感染及同侧颌下间隙感染的播散也是可能的感染途径。一侧舌下间隙感染时，主要向对侧舌下间隙及同侧颌下间隙播散。

（二）临床表现

舌下肉阜区及颌舌沟部位软组织肿胀、疼痛，黏膜表面可能覆盖纤维渗出膜，患侧舌体肿胀、僵硬、抬高，影响语言及吞咽功能。同侧颌下区也可能伴有肿胀。波及翼内肌时，可出现张口受限。颌舌沟穿刺可抽得脓液。应注意与舌根脓肿鉴别。后者多由局部损伤因素引起舌体或舌根肌肉内感染，引起舌体或舌根肿胀，舌体运动受限，吞咽及呼吸困难。向舌根深部穿刺可抽出脓液。

（三）诊断

根据临床表现、舌下肿胀的部位、感染的原因进行诊断。应与舌根部脓肿鉴别，舌根部脓肿较少见，常因刺伤舌黏膜或舌根部扁桃体的化脓性炎症继发；患者自觉症状有吞咽疼痛和进食困难，随着炎症加重，可有声音嘶哑，甚至压迫会厌，出现上呼吸道梗阻症状。全身及局部症状均比舌下间隙感染重。

(四)治疗

应在舌下皱襞外侧做与下颌牙槽突平行的纵切口,略向下分离即可达脓腔。如放置引流条时,其末端应与下牙固定。患者应进流食,勤用盐水及漱口液含漱。诊断为舌根部脓肿时,可从口外舌骨上方做水平切口,应用钝头止血钳从中线向舌根方向钝性分离,直到脓腔引流。如有窒息危险时,可先行气管切开,再做脓肿引流手术。

八、咽旁间隙感染

(一)病因

咽旁间隙位于咽腔侧方的咽上缩肌与翼内肌和腮腺深叶之间。前为翼下颌韧带及颌下腺上缘;后为椎前筋膜。间隙呈倒立锥体形,底在上为颅底的颞骨和蝶骨,尖向下止于舌骨。由茎突及附着其上诸肌将该间隙分为前、后两部,前部称咽旁前间隙,后部为咽旁后间隙。前间隙小,其中有咽升动、静脉及淋巴、疏松结缔组织。后间隙大,有出入颅底的颈内动、静脉,第9～12对脑神经及颈深上淋巴结等。咽旁间隙与翼颌、颞下、舌下、颌下及咽后诸间隙相通;血管神经束上通颅内,下连纵隔,可成为感染蔓延的途径。多为牙源性,特别是下颌智齿冠周炎,以及腭扁桃体炎和相邻间隙感染的扩散。偶继发于腮腺炎、耳源性炎症和颈深上淋巴结炎。

(二)临床表现

表现为咽侧壁咽腭弓、舌腭弓甚至软腭肿胀、变红,扁桃体及悬雍垂偏向中线对侧,在翼颌韧带内侧翼内肌与咽上缩肌之间或下颌角后外方上、内、前方翼内肌内侧穿刺可抽得脓液。可伴张口受限、吞咽疼痛。重者可伴颈上部和颌后区肿胀、呼吸困难、声音嘶哑。咽旁间隙感染时,可波及翼颌、颞下、舌下及颌下间隙,向上可引起颅内感染,向下可波及纵隔。波及颈动脉可引起出血死亡。

(三)诊断

有急性下颌智齿冠周炎或急性扁桃体炎史,或有邻近的翼颌间隙、颊间隙、颌下间隙、舌下间隙感染史。多见于儿童及青少年。除严重全身感染中毒体征外,局部常表现有如下三大特征。①咽征:口腔内一侧咽部红肿、触痛,肿胀范围包括翼下颌韧带区、软腭、悬雍垂移向健侧,患者吞咽疼痛,进食困难。从咽侧红肿最突出部位穿刺可抽出脓液。②颈征:患侧下颌角稍下方的舌骨大角平面肿胀、压痛。③张口受限:由于炎症刺激,该间隙外侧界的翼内肌发生痉挛,从而表现为一定程度的张口受限。

(四)治疗

脓肿较局限时,可从口内切开引流。可在翼颌韧带内侧做纵向切口,分开咽肌进入脓腔,切口达黏膜深层即可,止血钳分离脓腔时不能过深,以免伤及深部的大血管。要在有负压抽吸及气管切开抢救设备条件下进行手术,以免脓液突然流出阻塞气管。张口受限或肿胀广泛时,可从口外切开引流,在下颌角下方1.5 cm平行于下颌骨下缘做切口。因脓肿位置紧邻气道,在治疗过程中应严密观察呼吸情况,有窒息症状时应及时进行气管切开。

九、颌下间隙感染

(一)病因

颌下间隙位于颌下三角内,间隙中包含有颌下腺、颌下淋巴结,并有颌外动脉、面前静脉、舌神经、舌下神经通过。该间隙向上经下颌舌骨肌后缘与舌下间隙相续;向后内毗邻翼下颌间隙、咽旁间隙;向前通颏下间隙;向下借疏松结缔组织与颈动脉三角和颈前间隙相连。因此,颌下间隙感染可蔓延为口底多间隙感染。多见于下颌智齿冠周炎、下颌后牙尖周炎、牙槽脓肿等牙源性炎症的扩散。其次为颌下淋巴结炎的扩散。化脓性颌下腺炎有时亦可继发颌下间隙感染。

(二)临床表现

主要表现为以颌下区为中心的红肿、疼痛,严重者可波及面部及颈部皮肤红肿,患者可能伴有吞咽疼痛及张口困难。脓液形成时易扪及波动感。颌下间隙感染可向舌下间隙、颏下间隙、咽旁间隙及颈动脉三角区扩散。要注意与颌下腺化脓性炎症区别。颌下腺化脓性炎症常有进食后颌下区肿胀史,双合诊颌下腺及其导管系统肿胀、压痛,挤压颌下腺及导管可见脓液从颌下腺导管口流出。多有相对长期的病史,反复急性发作。而颌下间隙蜂窝织炎起病急骤,颌下弥漫性肿胀,病情在数天内快速进展。

(三)诊断

常见于成人有下颌磨牙化脓性根尖周炎、下颌智齿冠周炎史,婴幼儿、儿童多能询问出上呼吸道感染继发颌下淋巴结炎史。颌下三角区炎性红肿、压痛,病初表现为炎性浸润块,有压痛;进入化脓期有跳痛、波动感,皮肤潮红;穿刺易抽出脓液。患者有不同程度的体温升高、白细胞计数增多等全身表现。急性化脓性颌下腺炎,常在慢性颌下腺炎的基础上急性发作,表现有颌下三角区红肿压痛

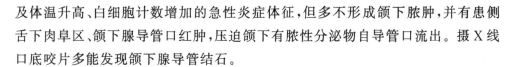

及体温升高、白细胞计数增加的急性炎症体征,但多不形成颌下脓肿,并有患侧舌下肉阜区、颌下腺导管口红肿,压迫颌下有脓性分泌物自导管口流出。摄 X 线口底咬片多能发现颌下腺导管结石。

(四)治疗

颌下间隙形成脓肿时范围较广、脓腔较大,但若为淋巴结炎引起的蜂窝织炎,脓肿可局限于 1 个或数个淋巴结内,切开引流时必须分开形成脓肿的淋巴结包膜才能达到引流的目的。颌下间隙切开引流的切口部位、长度应参照脓肿部位、皮肤变薄的区域决定。一般在下颌骨体部下缘以下 2 cm 做与下颌下缘平行的切口;切开皮肤、颈阔肌后,血管钳钝性分离进入脓腔。如为淋巴结内脓肿,应分开淋巴结包膜,同时注意多个淋巴结脓肿的可能,术中应仔细检查,予以分别引流。

十、颏下间隙感染

(一)病因

颏下间隙位于舌骨上区,为颏下三角内的单一间隙。间隙内有少量脂肪组织及淋巴结。此间隙借下颌舌骨肌、颏舌骨肌与舌下间隙相隔。两侧与颌下间隙相连,感染易相互扩散。颏下间隙的感染多来自淋巴结炎症。下唇、舌尖、口底、舌下肉阜、下颌前牙及牙周组织的淋巴回流可直接汇于颏下淋巴结,故以上区域的各种炎症、口腔黏膜溃疡、口腔炎等均可引起颏下淋巴结炎,然后继发颏下间隙蜂窝织炎。

(二)临床表现

由于颏下间隙感染多为淋巴结扩散引起,故一般病情进展缓慢,早期仅局限于淋巴结的肿大,临床症状不明显。当淋巴结炎症扩散至淋巴结外后,才引起间隙蜂窝织炎,此时肿胀范围扩展至整个颏下三角区,皮肤充血、疼痛。脓肿形成后局部皮肤紫红,扣压有凹陷性水肿及波动感。感染向后波及颌下间隙时,可表现出相应的症状。

(三)诊断

主要根据淋巴结扩散引起的颏下三角区皮肤充血、疼痛,脓肿形成后局部皮肤紫红,扣压有凹陷性水肿及波动感进行诊断。

(四)治疗

宜从颏下 1 cm 处做平行于下颌骨下缘的切口,分开皮下组织即达脓腔。

十一、口底蜂窝织炎

(一)病因

下颌骨下方、舌及舌骨之间有多条肌,其行走又互相交错,在肌与肌之间、肌与颌骨之间充满着疏松结缔组织及淋巴结,因此,口底各间隙之间存在着相互关联关系,一旦由于牙源性及其他原因而发生蜂窝织炎时,十分容易向各间隙蔓延而引起广泛的蜂窝织炎。口底多间隙感染一般指双侧颌下、舌下及颏下间隙同时受累。其感染可能是金黄色葡萄球菌为主引起的化脓性口底蜂窝织炎;也可能是厌氧菌或腐败坏死性细菌为主引起的腐败坏死性口底蜂窝织炎,临床上全身及局部反应均较严重。口底多间隙感染可来自下颌牙的根尖周炎、牙周脓肿、骨膜下脓肿、冠周炎、颌骨骨髓炎,以及颌下腺炎、淋巴结炎、急性扁桃体炎、口底软组织和颌骨的损伤等。

引起化脓性口底蜂窝织炎的病原菌,主要是葡萄球菌、链球菌;腐败坏死性口底蜂窝织炎的病原菌,主要是厌氧性、腐败坏死性细菌。口底多间隙感染的病原菌常为混合性菌群,除葡萄球菌、链球菌外,还可见产气荚膜杆菌、厌氧链球菌、败血梭形芽孢杆菌、水肿梭形芽孢杆菌、产气梭形芽孢杆菌及溶解梭形芽孢杆菌等。

(二)临床表现

化脓性病原菌引起的口底蜂窝织炎,病变初期肿胀多在一侧颌下间隙或舌下间隙。因此,局部特征与颌下间隙或舌下间隙蜂窝织炎相似。如炎症继续发展扩散至颌周整个口底间隙时,则双侧颌下、舌下及颏部均有弥漫性肿胀。

腐败坏死性病原菌引起的口底蜂窝织炎,软组织的副性水肿非常广泛,水肿的范围可上及面颊部,下至颈部锁骨水平;严重的甚至达胸上部。颌周有自发性剧痛、灼热感,皮肤表面略粗糙而红肿坚硬。肿胀区皮肤呈紫红色,压痛,有明显凹陷性水肿,无弹性。随着病变发展,深层肌等组织发生坏死、溶解,有液体而出现流动感。皮下因有气体产生,可扪及捻发音。切开后有大量咖啡色、稀薄、恶臭、混有气泡的液体,并可见肌组织呈棕黑色,结缔组织为灰白色,但无明显出血。病情发展过程中,口底黏膜出现水肿,舌体被挤压抬高。由于舌体僵硬、运动受限,常使患者语言不清、吞咽困难,而不能正常进食。如肿胀向舌根发展,则出现呼吸困难,以致患者不能平卧;严重者烦躁不安,呼吸短促,口唇青紫、发绀,甚至出现三凹征,此时有发生窒息的危险。个别患者的感染可向纵隔扩散,表现出纵隔炎或纵隔脓肿的相应症状。

全身症状常很严重,多伴有发热、寒战,体温可达 39～40 ℃。但发生腐败坏死性口底蜂窝织炎时,由于全身机体中毒症状严重,体温可不升高。患者呼吸短浅,脉搏弱,甚至血压下降,出现休克。

(三)诊断

双侧颌下、舌下及颏部均有弥漫性肿胀,颌周有自发性剧痛,皮肤表面红肿坚硬,肿胀区皮肤呈紫红色,压痛,明显凹陷性水肿,无弹性,皮下因有气体产生,可扪及捻发音。患者吞咽困难,而不能正常进食。如肿胀向舌根发展,则出现呼吸困难,甚至出现三凹征,此时有发生窒息的危险。全身机体中毒症状严重,体温可不升高。患者呼吸短浅,脉搏弱,甚至血压下降,出现休克。

(四)治疗

口底蜂窝织炎不论是化脓性病原菌引起的感染,还是腐败坏死性病原菌引起的感染,局部及全身症状均很严重。其主要危险是呼吸道的阻塞及全身中毒症状。在治疗上,除经静脉大量应用广谱抗生素,控制炎症的发展外,还应着重进行全身支持治疗,如输液、输血,必要时给予吸氧、维持水电解质平衡等治疗;并应及时行切开减压及引流术。

切开引流时,一般根据肿胀范围或脓肿形成的部位,从口外进行切开。选择皮肤发红、有波动感的部位进行切开较为容易。如局部肿胀呈弥漫性或有副性水肿,而且脓肿在深层组织内很难确定脓肿形成的部位时,也可先进行穿刺,确定脓肿部位后,再行切开。如肿胀已波及整个颌周,或已有呼吸困难现象时,应做广泛性切开。其切口可在双侧颌下,颌下做与下颌骨相平行的"衣领"形或倒"T"形切口。术中除应将口底广泛切开外,还应充分分离口底肌,使口底各个间隙的脓液能得到充分引流。如为腐败坏死性病原菌引起的口底蜂窝织炎,肿胀一旦波及颈部及胸前区,皮下又触到捻发音时,应按皮纹行多处切开,达到敞开创口、改变厌氧环境和充分引流的目的。然后用3％的过氧化氢液或1∶5 000高锰酸钾溶液反复冲洗,每天 4～6 次,创口内置橡皮管引流。

第四节　面部疖痈

面部疖痈是一种常见病,它是皮肤毛囊及皮脂腺周围组织的一种急性化脓性感染。发生在一个毛囊及所属皮脂腺者称疖。相邻多个毛囊及皮脂腺累及者称痈。由于颜面部局部组织松软、血运丰富,静脉缺少瓣膜且与海绵窦相通。如感染处理不当,易扩散逆流入颅内,引起海绵窦血栓性静脉炎、脑膜炎、脑脓肿等并发症。尤其是发生在颌面部的"危险三角区"内更应注意。

一、病因

绝大多数的病原菌为金黄色葡萄球菌,少数为白色葡萄球菌。在通常情况下,人体表面皮肤及毛囊皮脂腺有细菌污染但不致病。当皮肤不洁、抵抗力降低,尤其是某些代谢障碍的疾病,如糖尿病,当细菌侵入时,很易引起感染。

二、临床表现

疖是毛囊及其附件的化脓性炎症,病变局限在皮肤的浅层组织。初期为圆锥形毛囊性炎性皮疹,基底有明显炎性浸润,形成皮肤红、肿、痛的硬结,自觉灼痛和触痛,数天后硬结顶部出现黄白色脓点,周围为红色硬性肿块,患者自觉局部发痒、灼烧感及跳痛,以后发展为坏死性脓栓,脓栓脱落后排出血性脓液,炎症渐渐消退,创口自行愈合。轻微者一般无明显全身症状,重者可出现发热、全身不适及区域性淋巴结肿大。如果处理不当,如随意搔抓或挤压排脓,以及不适当的切开等外科操作,都可促进炎症的扩散,甚至引起败血症。有些菌株在皮肤疖肿消退后还可诱发肾小球肾炎。发生于鼻翼两旁和上颌者,因此处为血管及淋巴管丰富的"危险三角区",如果搔抓、挤捏或加压,感染可骤然恶化,红、肿、热、痛范围扩大,伴发蜂窝织炎或演变成痈,因"危险三角区"的静脉直接与颅内海绵窦相通,细菌可沿血行进入海绵窦形成含菌血栓,并发海绵窦血栓性静脉炎,进而引起颅内感染、败血症或脓毒血症,常可危及生命。疖通常为单个或数个,若病菌在皮肤扩散或经血行转移,便可陆续发生多数疖肿,如果反复出现,经久不愈,则称为疖病。

痈是多个相邻的毛囊及其所属的皮脂腺或汗腺的急性化脓性感染,由多个疖融合而成,其病变波及皮肤深层毛囊间组织时,可顺筋膜浅面扩散波及皮下脂肪层,造成较大范围的炎性浸润或组织坏死。

痈多发生于成年人,男性多于女性,好发于上唇部(唇痈)、项部(对口腔溃疡)及背部(搭背疮)。感染的范围和组织坏死的深度均较疖为重。当多数毛囊、皮脂腺、汗腺及其周围组织发生急性炎症与坏死时,可形成迅速扩大的紫红色炎性浸润块。感染可波及皮下筋膜层及肌组织。初期肿胀的唇部皮肤与黏膜上出现较多的黄白色脓点,破溃后呈蜂窝状,溢出脓血样分泌物,脓头周围组织可出现坏死,坏死组织溶解排出后可形成多数蜂窝状洞腔,严重者中央部坏死、溶解、塌陷,似"火山口"状,内含有脓液或大量坏死组织。痈向周围和深层组织发展,可形成广泛的浸润性水肿。

唇痈除了剧烈的疼痛外,可引起区域淋巴结的肿大和触痛,全身症状明显,如发热、畏寒、头痛、食欲减退、白细胞计数增高、核左移等。唇痈不仅局部症状比疖重,而且容易引起颅内海绵状血栓性静脉炎、败血症、脓毒血症及中毒性休克等,危险性很大。

三、诊断

全身及局部呈现急性炎症症状,体温升高,白细胞计数升高,多核白细胞计数增多、左移。单发性毛囊炎为"疖",多发性为"痈"。注意疖肿的部位是否位于"危险三角区",有无挤压、搔抓等有关病史,有无头痛、头晕、眼球突出等海绵窦血栓性静脉炎等征象。

四、治疗

(一)局部治疗

尽量保持局部安静,减少表情运动,尽量少说话,进流食等,以减少肌肉运动时对疖肿的挤压刺激,严禁挤压、搔抓、挑刺,忌用热敷、石炭酸或硝酸银烧灼,以防感染扩散。

1.毛囊炎的局部治疗

止痒杀菌,局部保持清洁干燥。可涂 2%～2.5%的碘酊,1 天数次。毛囊内脓肿成熟后,毛发可自然脱出,少量脓血分泌物溢出或吸收便可痊愈。

2.疖的局部治疗

杀菌消炎,早期促进吸收。早期可外涂 2%～2.5%的碘酊,20%～30%的鱼石脂软膏厚敷,也可用 2%的鱼石脂酊涂布。也可外敷中药,如二味地黄散、玉露散等。如炎症不能自行消退,一般可自行穿孔溢脓。如表面脓栓不能自行脱落,可用镊子轻轻夹除,然后脓液流出,涂碘酊即可。

3.痈的治疗

促使病变局限,防止扩散。用药物控制急性炎症的同时,局部宜用 4%的高渗盐水或含抗生素的盐水行局部湿敷,以促使痈早期局限、软化及穿破,对已有破溃者有良好的提脓效果。对脓栓浓稠,一时难以吸取者,可试用镊子轻轻钳出,但对坏死组织未分离彻底者,不可勉强牵拉,以防感染扩散。此时应继续湿敷至脓液消失,直到创面平复为止。过早停止湿敷,可因阻塞脓道造成肿胀再次加剧。面部疖痈严禁早期使用热敷和按一般原则进行切开引流，以防止感染扩散，引起严重并发症。对已形成明显的皮下脓肿而又久不破溃者，可考虑在脓肿表面中心皮肤变薄或变软的区域，做保守性切开，引出脓液，但严禁分离脓腔。

（二）全身治疗

一般单纯的毛囊炎和疖无并发症时，全身症状较轻，可口服磺胺类药物和青霉素等，患者应适当休息和加强营养。

面部疖合并蜂窝织炎或面痈应常规全身给予足量的抗生素，防止炎症的进一步扩散。有条件者，最好从脓头处取脓液进行细菌培养及药物敏感试验；怀疑有败血症及脓毒血症者应进行血培养。但无论是脓液培养还是血培养，可能因为患者已用过抗菌药物，或因为取材时间和培养技术的影响，培养结果可能为假阴性，药物敏感试验也可能出现偏差。为提高培养结果的阳性率和药物敏感试验的准确性，应连续3～5天抽血培养，根据结果用药。如果一时难以确定，可先试用对金黄色葡萄球菌敏感的药物，如青霉素、头孢菌素及红霉素等，待细菌培养和药物敏感试验有确定结果时，再进行必要的调整。尽管细菌药物敏感试验结果是抗生素选择的重要依据，但由于受体内、体外环境因素的影响，体外药物敏感试验的结果不能完全反映致病细菌对药物的敏感程度。

另一个给药的重要依据是在用药后症状的好转程度，如症状有明显好转，说明用药方案正确；如症状没有好转，或进一步恶化，应及时调整用药方案。此外，在病情的发展过程中，可能出现耐药菌株或新的耐药菌株的参与，所以也应根据药物敏感试验的结果和观察脓液性质及时调整用药方案。败血症和脓毒血症常给予2～3种抗生素联合应用，局部和全身症状完全消失后，再维持用药5～7天，以防病情的复发。唇痈伴有败血症和脓毒血症时，可能出现中毒性休克，或出现海绵窦血栓性静脉炎和脑脓肿等严重并发症，应针对具体情况予以积极的全身治疗。

第五节　口腔颌面部特异性感染

一、颌面骨结核

颌面骨结核多由血行播散所致，常见于儿童和青少年，这是因为骨发育旺盛时期骨内血供丰富,感染机会较多。好发部位在上颌骨颧骨结合部和下颌支。

(一)感染来源

感染途径可因体内其他脏器结核病沿血行播散所致;开放性肺结核可经口腔黏膜或牙龈创口感染;也可以是口腔黏膜及牙龈结核直接累及颌骨。

(二)临床特征

骨结核一般为无症状的渐进性发展,偶有自发痛和全身低热。病变部位的软组织呈弥漫性肿胀,其下可扪及质地坚硬的骨性隆起,有压痛,肿胀区表面皮肤或黏膜常无化脓性感染的充血发红表现。但骨质缓慢被破坏,感染穿透密质骨侵及软组织时,可在黏膜下或皮下形成冷脓肿。脓肿自行穿破或切开引流后,有稀薄脓性分泌物溢出;脓液中混有灰白色块状或棉团状物质。引流口形成经久不愈的瘘管,间或随脓液有死骨小碎块排出。颌骨结核可继发化脓性感染而出现局部红、肿、热、痛等急性骨髓炎的症状,脓液也变成黄色黏稠状。

(三)诊断

青少年患者常为无痛性眶下及颧部肿胀,局部可有冷脓肿或经久不愈的瘘管形成。脓液涂片可查见抗酸杆菌。X线检查表现为边缘清晰而不整齐的局限性骨破坏,但死骨及骨膜增生均少见。当继发化脓性感染时,鉴别诊断有一定困难。此外,全身其他部位可有结核病灶及相应体征表现。

(四)治疗

无论全身其他部位是否合并有结核病灶,均应进行全身支持治疗、营养治疗和抗结核治疗。药物可选用对氨基水杨酸、异烟肼、利福平及链霉素等。由于骨结核的抗结核药物治疗疗程一般在 6 个月以上,为减少耐药菌株出现,一般主张采用两种药物的联合用药方案。为了提高疗效,缩短药物疗程,对颌骨病变处于静止期而局部已有死骨形成者,应行死骨及病灶清除术。由于患者多为青少年,为避免骨质缺损造成以后发育畸形,除有大块死骨分离外,一般选用较保守的刮扒术,以去除小死骨碎块及肉芽组织,同时继续配合全身抗结核治疗,可望治愈。

二、颌面部放线菌病

颌面部放线菌病是由放线菌引起的慢性感染性肉芽肿性疾病。发生在人体的主要是 Wollf-Israel 型放线菌,此菌为革兰氏阳性的非抗酸性、无芽孢的厌氧性丝状杆菌,是人口腔正常菌群中的腐物寄生菌,常在牙石、唾液、牙菌斑、牙龈沟及扁桃体等部位发现该菌。当人体抵抗力降低或被其他细菌分泌的酶所激活时就侵入组织。临床上由于免疫抑制剂的大量应用,导致机体免疫力降低,也是本病的诱发因素。故本病绝大多数是内源性感染。脓液中常含有浅黄放线菌丝,称为放线菌颗粒。

(一)感染途径

放线菌可从死髓牙的根尖孔、牙周袋或智齿的盲袋、慢性牙龈瘘管、拔牙创口或口腔黏膜创口,以及扁桃体等进入深层组织而发病。

(二)临床表现

放线菌病以20～45岁的男性多见。发生于面颈部的放线菌病占全身放线菌病的60%以上。此外,极少数可经呼吸道或消化道引起肺、胸或腹部放线菌病。颌面部放线菌病主要发生于面部软组织,软组织与颌骨同时受累者仅占1/5。软组织的好发部位以腮腺咬肌区为多,其次是下颌下、颈、舌及颊部;颌骨的放线菌病则以下颌角及下颌支部为多见。临床上多在腮腺及下颌角部出现无痛性硬结,表面皮肤呈棕红色,病程缓慢,早期无自觉症状。炎症侵及深层咬肌时,出现张口障碍,咀嚼、吞咽时可诱发疼痛。面部软组织患区触诊似板状硬,有压痛,与周围正常组织无明显分界线。病变继续发展,中央区逐渐液化,则皮肤表面变软,形成多数小脓肿,自溃或切开后有浅黄色黏稠脓液溢出。肉眼或取脓液染色检查,可查出硫黄样颗粒。破溃的创口可经久不愈,形成多数瘘孔,脓腔可相互连通而转入慢性期。以后若伴有化脓性感染时,还可急性发作出现急性蜂窝织炎的症状。这种急性炎症与一般颌周炎症不同:虽经切开排脓后炎症趋向好转,但放线菌的局部板状硬性肿胀不会完全消退。

放线菌病不受正常组织分层限制,可直接向深层组织蔓延,当累及颌骨时,可出现局限性骨膜炎和骨髓炎,部分骨质被溶解、破坏或有骨质增生。X线片上可见有多发性骨质破坏的稀疏透光区。如果病变侵入颌骨中心,造成严重骨质破坏时,可在颌骨内形成囊肿样膨胀,称为中央型颌骨放线菌病。

(三)诊断

颌面部放线菌病的诊断,主要根据临床表现及细菌学的检查。组织呈硬板状;多发性脓肿或瘘孔;从脓肿或从瘘孔排出的脓液中可获得放线菌颗粒;涂片可发现革兰氏阳性、呈放射状的菌丝;急性期可伴白细胞计数升高,红细胞沉降率加快。不能确诊时,可做活体组织检查。临床上应与结核病变相鉴别。中央型颌骨放线菌病X线检查显示多囊性改变,需排除颌骨成釉细胞瘤及黏液瘤等肿瘤性疾病的可能。

(四)治疗

颌面部软组织放线菌病以抗生素治疗为主,必要时配合外科手术。

1.药物治疗

(1)抗生素:放线菌对青霉素、头孢菌素高度敏感。临床一般首选大剂量青霉素 G 治疗,每天 200 万单位以上,肌内注射,6～12 周为 1 个疗程。亦可用青霉素 G 加普鲁卡因行局部病灶封闭。如与磺胺类药物联合应用,可提高疗效。此外,红霉素、林可霉素、四环素、氯霉素、克林霉素等亦可选用。

(2)碘制剂:口服碘制剂对颌面部病程较长的放线菌病可获得一定效果。一般常用 5%～10%碘化钾口服,3 次/天。

(3)免疫疗法:有人推崇使用免疫疗法,认为有一定效果。用放线菌溶素做皮内注射。首次剂量为 0.5 mL,以后每 2～3 天注射 1 次,剂量逐渐增至 0.7～0.9 mL,以后每次增加 0.1 mL,全疗程为 14 次,或达到每次注射 2 mL 为止。

2.手术疗法

在应用抗生素的同时,如有以下情况,可考虑配合手术治疗。

(1)切开引流及肉芽组织刮除术:放线菌病已形成脓肿或破溃后遗留瘘孔,常有坏死肉芽组织增生,可采用外科手术切开排脓或刮除肉芽组织,以加强抗菌药物治疗的效果。

(2)死骨刮除术:放线菌病侵及颌骨或已形成死骨时,应采用死骨刮除术,将增生的病变和已形成的死骨彻底刮除。

(3)病灶切除术:经以上治疗无效,且反复伴发化脓性感染的病例,亦可考虑病灶切除。但因局部血供丰富,应有血源准备。术前每天给予青霉素 G 1 000 万～2 000 万单位;术后每天 200 万～300 万单位,持续应用 12 周或更长时间,以防复发。

三、颌面部梅毒

梅毒是由梅毒螺旋体引起的一种慢性传染病。初起时即为全身性,但病程极慢,病变发展过程中可侵犯皮肤、黏膜及人体任何组织器官而表现出各种症状。其症状可反复发作,但个别患者也可潜伏多年,甚至终身不留痕迹。

(一)感染途径

梅毒从感染途径可分为后天性梅毒和先天性梅毒。后天性梅毒绝大多数通过性行为感染,极少数患者可通过接吻、共同饮食器皿、烟斗、玩具、喂奶时传播;亦有因输带菌血而感染者。先天性梅毒为母体内梅毒螺旋体借母血侵犯胎盘绒毛后，沿脐带静脉周围淋巴间隙或血流侵入胎儿体内。胎儿感染梅毒的时间是在妊娠 4 个月，胎盘循环已建立后。

（二）临床表现

后天性梅毒可分为一期、二期、三期及潜伏梅毒。一、二期均属早期梅毒，多在感染后 4 年内出现症状，传染性强；三期梅毒又称晚期梅毒，是在感染 4 年后表现，一般无传染性。潜伏梅毒指感染后除血清反应阳性外，无任何临床症状者。亦可按感染后 4 年为界分为早期和晚期。潜伏梅毒可终身不出现症状，但也有早期无症状而晚期发病者。

先天性梅毒也可分为两期：在 4 岁以内发病者为早期梅毒；4 岁以后发病者为晚期梅毒。

1.后天性梅毒

后天性梅毒在口腔颌面部的主要表现有 3 个：依病程分别分为口唇下疳、梅毒疹和树胶样肿。梅毒树胶样肿除累及软组织外，还可累及颌面骨及骨膜组织。临床上以硬腭部最常见，其次为上颌切牙牙槽突、鼻中隔。间或可见于颧骨、下颌角部。

腭部树胶样肿常位于腭中线（有时原发于鼻中隔），呈结节状或弥散状。树胶样肿浸润灶很快软化，形成溃疡。初起溃疡底面为骨质，以后骨质坏死，死骨脱落后遗留腭骨穿孔，发生口腔与鼻腔交通。以后穿通口边缘逐渐变平，鼻黏膜与腭黏膜相连，形成瘢痕。腭部树胶样肿波及鼻中隔、鼻骨、上颌骨，可在颜面部表现为鼻梁塌陷的鞍状鼻。若鼻骨、鼻软骨、软组织全部破坏，则呈现全鼻缺损的洞穿畸形。上颌骨牙槽突树胶样肿，初无自觉症状，上唇被肿块抬起，以后肿块溃破造成牙槽突坏死，死骨脱落后遗留骨质缺损；当瘢痕形成后，则进一步牵引上唇底部，表现出明显的上唇内陷畸形。

树胶样肿如波及颧骨，可在眶外下部出现瘘孔，最终形成内陷畸形。

2.先天性梅毒

早期先天性梅毒多在出生后第 3 周到 3 个月，甚至 1 年半后出现症状。婴儿常为早产儿，表现为营养障碍，貌似老人。鼻黏膜受累，致鼻腔变窄、呼吸不畅，有带血的脓性黏液分泌。口腔黏膜可发生与后天性梅毒相似的黏膜斑。口周斑丘疹互相融合而表现弥漫性浸润、增厚；表面光滑脱皮，呈棕红色，皮肤失去弹性，在口角及唇缘辐射出深的皲裂，愈合以后形成辐射状浅瘢痕。

晚期先天性梅毒多发生于儿童及青春期。除有早期先天性梅毒的遗留特征外，一般与三期梅毒相似。可发生结节性梅毒疹及树胶样肿，从而导致软、硬腭穿孔,鼻中隔穿孔及鞍状鼻。

此外,因梅毒性间质性角膜炎出现的角膜混浊,损害第 8 对脑神经而导致的神经性耳聋;以及哈钦森牙,被称为先天性梅毒的哈钦森三联征。

(三)诊断

诊断需谨慎,应根据详细而正确的病史、临床发现、实验室检查及 X 线检查综合分析判断,损害性质不能确定时,可行组织病理学检查。实验室检查包括梅毒下疳二期梅毒黏膜斑分泌物涂片直接检查梅毒螺旋体。血清学检查主要为性病研究实验室试验、未灭活血清反应素试验、快速血浆反应素环状卡片试验等,其结果对梅毒的诊断、治疗效果的判断及发现潜伏梅毒均有重要意义。但各期梅毒的血清反应阳性率与病期、病型、治疗的情况,以及患者的反应性有关;也可因其他疾病而出现假阳性。为此近年来采用荧光梅毒螺旋体抗体吸附试验、免疫组化、聚合酶链反应、逆转录聚合酶链反应等方法提高诊断的敏感性及特异性,且作为最后诊断的依据。

(四)治疗

颌面部梅毒损害无论先天性或后天受染,均为全身性疾病的局部表现,因此应行全身性治疗。药物治疗首选青霉素 G 及砷铋剂联合疗法。必须在全身及局部的梅毒病变基本控制以后,才可能考虑病变遗留组织缺损和畸形的修复和矫正术。

参 考 文 献

[1] 李刚.口腔疾病第 2 版[M].北京:中国医药科技出版社,2021.

[2] 闫伟军,朴松林,刘鑫.临床口腔疾病诊疗指南[M].厦门:厦门大学出版社,2021.

[3] 赵文艳,王泰.口腔常见疾病的诊疗及数字化技术应用[M].西安:阳光出版社,2020.

[4] 黄文博.口腔科疾病预防与诊断治疗[M].开封:河南大学出版社,2021.

[5] 丘东海,林杭.口腔医学专业职业技能训练指导[M].北京:人民卫生出版社,2021.

[6] 秦洪均.现代口腔疾病技术[M].昆明:云南科技出版社,2020.

[7] 张江云.口腔疾病诊疗技术常规[M].长春:吉林科学技术出版社,2019.

[8] 孙杰.口腔内科常见疾病的诊疗及预防[M].哈尔滨:黑龙江科学技术出版社,2020.

[9] 王薇.口腔科常见疾病诊断与治疗要点[M].北京:科学技术文献出版社,2020.

[10] 潘巧玲.临床口腔疾病诊治[M].长春:吉林科学技术出版社,2019.

[11] 刘丽军.现代口腔疾病治疗精要[M].长春:吉林科学技术出版社,2019.

[12] 王兆林,赵新春,刘军华.口腔疾病治疗理论与实践[M].长春:吉林科学技术出版

[13] 刘青,许玲,赵永波.当代口腔疾病诊断与治疗[M].长春:吉林科学技术出版社,2019.

[14] 刘志寿.现代口腔疾病治疗精要[M].北京:科学技术文献出版社,2019.

[15] 姜蕾.口腔科疾病诊治[M].长春:吉林科学技术出版社,2019.

[16] 石静.口腔疾病的诊断与治疗[M].昆明:云南科技出版社,2020.

[17] 邢在臣.口腔疾病防治与保健指导[M].长春:吉林科学技术出版社,2020.

[18] 张特.实用口腔疾病诊断学[M].天津:天津科学技术出版社,2020.

[19] 刘苗.口腔疾病临床诊疗与修复[M].长沙:湖南科学技术出版社,2020.

[20] 陈霞.新编实用口腔疾病诊断与治疗[M].汕头:汕头大学出版社,2020.

[21] 马莉莉.现代口腔科疾病诊疗新进展[M].长春:吉林科学技术出版社,2019.

[22] 陈彩云.口腔科疾病预防与诊断治疗[M].长春:吉林科学技术出版社,2019.

[23] 葛秋云.口腔疾病概要[M].北京:人民卫生出版社,2019.

[24] 段咏华.实用口腔疾病临证指南[M].天津:天津科学技术出版社,2020.

[25] 李燕.口腔内科疾病临床诊疗[M].长春:吉林科学技术出版社,2020.

[26] 周爱娟.口腔科疾病诊断与治疗[M].北京:科学技术文献出版社,2020.

[27] 李睿敏.现代实用口腔科疾病诊断与治疗[M].青岛:中国海洋大学出版社,2020.

[28] 刘连英,杜凤芝.口腔内科学[M].武汉:华中科技大学出版社,2020.

[29] 邹慧儒.口腔内科学[M].北京:北京科学技术出版社,2020.

[30] 陈乃玲.口腔科疾病处置要点[M].长春:吉林科学技术出版社,2019.

[31] 耿春芳.实用口腔科疾病治疗进展[M].长春:吉林科学技术出版社,2019.

[32] 方冬冬.实用口腔科疾病诊断与治疗[M].北京:科学技术文献出版社,2020.

[33] 隋新新.口腔科常见疾病的综合诊治[M].天津:天津科学技术出版社,2020.

[34] 张文忠.口腔疾病诊断与治疗[M].天津:天津科学技术出版社,2019.

[35] 王天鹏.现代口腔疾病与修复[M].北京:科学技术文献出版社,2019.

[36] 李旭明.牙周炎患者口腔健康素养与疾病严重程度的相关性分析[J].世界最新医学信息文摘,2021,(45).

[37] 潘亚萍,刘静波.牙周炎新分类概述[J].中国实用口腔科杂志,2021,14(1):2-4.

[38] 高靓,刘静波.Ⅰ期牙周炎的临床诊断与治疗[J].中国实用口腔科杂志,2021,14(1):5-9.

[39] 杨斯涵,高云.牙周炎与慢性疾病关系的研究进展[J].中国医药科学,2021,11(2):43-46.

[40] 徐桐,张冬梅.Ⅱ期牙周炎的临床诊断与治疗[J].中国实用口腔科杂志,2021,14(1):10-15.